公共卫生的管理与发展研究

王 辉 著

中国矿业大学出版社
· 徐州 ·

内容提要

全书内容涵盖范围较为广泛，分析探讨了公共卫生的相关基础理论、生物学基础、分析方法、公共卫生伦理等多个方面的内容，研究了公共卫生的监测、评价、预警、监督等方面的管理问题以及公共卫生事件危机管理的相关问题，旨在为我国公共卫生相关研究工作的开展提供一定的理论参考，力求为公共卫生事业的发展做出一定的贡献。

本书可供相关专业的研究人员借鉴、参考，也可供广大教师教学和学生学习使用。

图书在版编目(CIP)数据

公共卫生的管理与发展研究/王辉著. —徐州：中国矿业大学出版社，2018.12

ISBN 978-7-5646-4125-2

Ⅰ. ①公… Ⅱ. ①王… Ⅲ. ①公共卫生—卫生管理—研究 Ⅳ. ①R126.4

中国版本图书馆 CIP 数据核字(2018)第 222745 号

书　　名　公共卫生的管理与发展研究
著　　者　王　辉
责任编辑　何晓明
出版发行　中国矿业大学出版社有限责任公司
（江苏省徐州市解放南路　邮编 221008）
营销热线　(0516)83884103　83885105
出版服务　(0516)83995789　83884920
网　　址　http://www.cumtp.com　**E-mail**:cumtpvip@cumtp.com
印　　刷　苏州市古得堡数码印刷有限公司
开　　本　787 mm×1092 mm　1/16　**印张** 13　**字数** 233 千字
版次印次　2018 年 12 月第 1 版　2018 年 12 月第 1 次印刷
定　　价　48.00 元

前　言

公共卫生是研究公共健康问题的科学。医学的目的是治疗疾病，公共卫生所关注的则是所有人群的整体状态。它研究怎样才能最大限度地消除不健康因素、预防疾病、延长寿命和促进健康。公共卫生不同于预防医学，它更侧重于宏观管理、卫生政策、多学科属性并注重实践。

中华人民共和国成立以来，特别是改革开放以来，我国医药卫生事业取得了显著成就，覆盖城乡的医药卫生服务体系基本形成，疾病防治能力不断增强，医疗保障覆盖人口逐步扩大，卫生科技水平迅速提高，人民群众健康水平明显改善，居民主要健康指标处于发展中国家前列。尤其是抗击非典取得重大胜利以来，我国各级政府投入加大，公共卫生、农村医疗卫生和城市社会卫生发展加快，新型农村合作医疗和城镇居民基本医疗保险取得了突破性进展，为深化医药卫生体制改革打下了良好基础。同时也应看到，当前我国医药卫生事业发展水平与人民群众健康需求及经济社会协调发展要求不适应的矛盾依然比较突出，城乡和区域医疗卫生事业发展不平衡，资源配置不合理，公共卫生和农村、社区医疗卫生工作仍比较薄弱。为切实改善基层卫生服务状况，国家出台了一系列文件，明确将基层卫生服务定位于公共卫生服务和基本医疗服务。

全书共十三章。第一章公共卫生绪论，分别分析、研究了公共卫生的内涵、特征、功能与价值、发展及成就等问题。第二章公共卫生的生物学基础，对于传染性疾病的生物学基础、慢性病的生物学基础、遗传性疾病的生物学基础分别进行了研究。第三章公共卫生的分析方法，主要包含了流行病学概述、流行病学研究方法、流行病学研究中的偏倚及其控制、定性研究、医学统计学基本概念及应用等多个方面的内容。第四章公共卫生伦理，剖析了公共卫生伦理的学科定义与学科性质，分析了公共卫生研究的方法，同时对于公共卫生伦理研究的热点问题进行了探索。第五章传染病的防治管理，分别探析了国际国内传染病的形势、传染病的传染过程、传染病流行的基本环节、疫源地与流行过程、传染病的预防措施等多个方面的问题。第六章慢性非传染性疾病防治管理，分别研究了慢性非传染性疾病及危害，病因、影响因素及流行特征，预防和控制方法；同时对于常见慢性非传染性疾病的社区综合管理问题进行了研究。第七章预防接种管理，解读了免疫预防、预防接种工作要求的相关问题，介绍了常见的几种疫苗，同时对于预防接种工作的管理问题进行了研究。第八章与第九章分别研究了食品安全、公共营养与药品的相关管理问题。第十章公共卫生法，分别探究了公共卫生法的概念与特征、基本原则、作用、渊源与主要内容等问题。第十一章与第十二章分别探讨了公共卫生的监测、评价、预警、监督管理等方面的问题。第十三章公共卫生事件危机管理，分析了公共卫生事件及其基本特征、危机管理基础，提出了公共卫生事件的危机管理体系与危机管理机制。

全书内容涵盖范围较为广泛，具有科学性、实用性、系统性。本书体系架构、写作思路及理论知识，在一定程度上借鉴、引用了广大同仁的研究成果，由于书籍篇幅限制，没专项列出，在此一并致谢。

由于作者的经验和水平有限，在内容上难免存在不足之处，恳请各位同行和读者批评指正，以便今后不断加以完善。

著　者
2018 年 7 月

目　录

第一章　公共卫生绪论

第一节　公共卫生的内涵

一、公共卫生的定义

（一）温思络定义

早在1920年，美国公共卫生领导人物、耶鲁大学公共卫生学院温思络教授就将公共卫生定义为："通过有组织的社区努力来预防疾病、延长寿命、促进健康和提高效益的科学和艺术。这些努力包括改善环境卫生、控制传染源、教育每个人的个人卫生、组织医护人员为疾病早期诊断和预防性治疗提供服务。通过确保每个人都能达到适于维护健康的生活标准，使每个公民都能实现与生俱有的健康和长寿权利。"

温思络的定义于1952年被世界卫生组织所采纳，并一直沿用至今，被认为是最为全面和有远见的定义。它是一个比较综合具体、内涵非常丰富的定义。其中，"科学和艺术""有组织的社区努力""与生俱有的健康和长寿权利"三个关键词指出了公共卫生的本质和使命。

（二）公共卫生的其他不同定义

目前，无论是学术界还是公共卫生部门，对公共卫生的目标都较为认同，即延长健康期望寿命，但对公共卫生的具体定义存在较大差别。公共卫生最简单的定义为"3P"，即 promotion（健康促进）、prevention（疾病预防）、protection（健康保护）。

（三）健康的概念与演进

健康的概念是随生产力的发展和科学技术的进步而动态发展的。随着生产力的发展、医学模式的演变，人们对健康和疾病的认识也在不断发生变化。在1948年世界卫生组织提出新的健康概念之前，人们对健康的认识大致经历了唯心主义的健康观、机械唯物论的健康观、生态平衡的健康观等多个发展阶段。

进入20世纪中期以后，健康的内涵不断发展，由过去单一的身体健康发展到身体、心理健康，又发展到身体、心理、社会适应能力的全面完好状态。1948年，世界卫生组织成立时的宣言中就明确提出了健康的定义："健康是指身体、心理和社会适应能力的全面完好状态。"世界卫生组织的健康定义在肯定人的自然属性的同时，强调了人的社会属性，被认为是积极的健康观。1978年，世界卫生组织在《阿拉木图宣言》中重申了这一定义，并指出达到尽可能高的健康水平是世界范围内一项最重要的社会性目标，而其实现则要求卫生部门及社会各部门协调行动。该定义有三个特点：① 改变了定义的指向，该定义不是指向疾病或病痛的，而是指向健康；② 涉及生理、心理和社会三个基本层面，第一次从"人"的角度以整体的观点来定义健康，把医学的着眼点扩大了，为医学的发展开辟了广阔的前景；③ 从群体考虑问题，因为健康离不开人所处的特定群体和特定社会环境的影响。

1989年，世界卫生组织进一步定义了健康的概念，即身体、心理、社会适应和道德四个方面的健全。健康不仅涉及人的体能方面，也涉及人的精神方面。将道德修养作为精神健康的内涵，其内容包括：健康者不以损害他人的利益来满足自己的需要，具有辨别真与伪、善与恶、美与丑、荣与辱等是非观念，能按社会行为的规范准则来约束自己及支配自己的思想和行为。

二、公共卫生相关概念的区别

（一）公共卫生与预防医学的区别

预防医学是从医学中分化出来的一个独立的学科群。它以人类群体为研究对象，应用生物医学、环境医学和社会医学的理论以及宏观与微观相结合的方法，研究疾病发生与分布规律以及影响健康的各种因素，制定预防对策和措施，达到预防疾病、促进健康和提高生命质量的目的。作为医学的重要组成部分，预防医学是在人类为求生存和发展，与危害健康的各种因素斗争的过程中产生和发展起来的。传统的预防医学概念包含三种不同水平的疾病预防范畴：① 一级预防，又称病因预防；② 二级预防，又称临床前期预防；③ 三级预防，又称临床预防。

公共卫生侧重于宏观调控，其工作内容除了疾病控制、环境污染对人体健康影响的控制等与预防医学相重合的部分外，主要是以卫生政策、规划、管理、监督、法规、经济、统计、工程等宏观调控为主。而预防医学则侧重于微观调控和监测，其内容侧重于探究群体疾病病因，防治疾病流行，研究预防疾病的对策，提出具体的保健措施，它既包括群体预防，也包括个体预防，外延虽然很大，却都属于医学范畴。

（二）公共卫生与国际卫生、全球卫生的区别

全球卫生是全球化背景的产物，它是由公共卫生、国际卫生延伸出来的概念；它日益为政府部门、学术机构和民众所广泛接受。“全球卫生”迄今仍没有统一的、被广泛接受的定义。一般认为，全球卫生是一个以促进全人类健康、保障健康公平性为宗旨的研究和实践领域。它关注国际上普遍存在的健康问题、危险因素和防治措施，促进健康科学领域内部和外部的多学科合作，并将群体预防和个体诊疗有机整合起来为促进全人类健康服务。公共卫生与国际卫生、全球卫生的比较见表 1-1。

表 1-1　全球卫生、国际卫生和公共卫生的比较

项目	全球卫生	国际卫生	公共卫生
地区范围	关注能在国与国之间传播的直接或间接威胁健康的问题	关注其他国家的卫生问题，而不是本国，特别关注中低收入国家	关注一个特定国家或地区的卫生问题
合作水平	全球性合作	通常是两国间的合作	通常没有国际合作
个体或群体特征	既有群体预防，又包括个体诊疗	既有群体预防，又包括个体诊疗	主要是群体预防
健康目标	以全球范围内的健康公平性为主要目标	以促进其他国家的人民健康为目标	以某个特定国家或地区的健康公平性为目标
学科范围	健康科学领域内部和外部的多学科合作	只包括几个学科，且不强调多学科合作	鼓励多学科合作，特别是健康与社会学的合作

（三）公共卫生服务与医疗服务的区别

公共卫生是医疗卫生的基础，医疗卫生是公共卫生的延伸。公共卫生体系包括传染性疾病、非传染性疾病、环境卫生、劳动卫生与职业病，与普通意义上的医疗服务是有一定差距的。

医疗服务和公共卫生服务是两种完全不同的经济物品，服从完全不同的经济规律，应该区别对待。具有公共品性质的只是公共卫生服务；医疗服务是可排他的私用品，最好由市场供应。公共卫生服务与医疗服务的区别见表 1-2。

表 1-2 公共卫生服务与医疗服务的区别

项目	公共卫生服务	医疗服务
提供服务的单位	卫生防疫专业机构	医院、门诊部
接受服务的对象	地区、单位、群众、个体(少)	个体为主
提供的服务内容	监督检测、健康体检、消杀灭、卫生宣传、改善环境、提高防病能力等	诊断、治疗、康复
提出的服务要求	受益者被动接受服务	受益者主动提出服务要求
产生服务愿望	受益者多不关心,需要宣传教育	受益者十分关心,不需要宣传教育
服务受益形式	多为间接	全为直接
提供服务形式	有计划的组织行为	零散的个人行为
服务报酬特点	基本属于无偿	全部有偿
服务效果观察	大多需要长期观察	效果迅速,立竿见影
服务性质	带有明显福利性的公益事业,一般不具有任何"商品"属性,不可随意引入市场竞争机制	带有一定福利性的公益事业,有一定的"商品"属性,除基本医疗外其他都可引入市场竞争机制

三、现代公共卫生的基本特点

从公共卫生的基本内涵及对公共卫生的不同定义中可见,现代公共卫生的基本特点有:① 公共卫生既是一种制度、学科和实践活动,又是科学和艺术。② 公共卫生的最终目标是促进居民健康,特别是延长健康期望寿命。③ 以人群为主要研究重点,重视大众和人口的健康,而不是人体或个人的健康。④ 公共卫生的实质是公共政策,政府宏观调控和积极干预在公共卫生工作中将发挥关键性作用,必须得到政府强有力的领导和相关的法律、法规保障。⑤ 公共卫生是一个社会问题而非技术问题,公共卫生在具体实施中涉及社会的各个层面,因此应加强部门间协作,强调社区的广泛参与;公共卫生是一种社会公共产品,没有排他性和竞争性,它必须依靠社会大众的努力才得以实现。⑥ 公共卫生涵盖范围广,包括所有与人口健康有关的问题。⑦ 应有受过良好教育、具有多学科背景的公共卫生队伍作为公共卫生的人才支撑。⑧ 公共卫生服务是一种成本低、效果好的服务,它又是一种社会效益回报周期相对较长的服务。

第二节　公共卫生的特征

公共卫生主要具有六大特征：社会公正、内在的政治属性、专业的动态扩展、紧密联系政府、基于科学、注重预防。

一、社会公正

社会公正是公共卫生的基础和出发点。社会公正是指公共卫生完全是一种公共事务，并使用死亡、疾病、健康等术语来反映社会所做出的决策与行动。公正决定社会的每个成员如何分配其应得的社会利益，承担其应担负的社会负担。社会可分配的利益大致包括幸福、收入、社会地位等，而社会负担可能包括对个人行为的限制和向政府纳税。公正要求在分配社会利益和社会负担时具有公平性，不公平性体现在人们丧失应有的利益或承受额外的负担。

现代公正的两种主要形式是市场公正和社会公正。市场公正强调个人的责任是分配社会利益和负担的基础。除了尊重他人的基本权利之外，个人主要是对自己的行为负责，且没有承担集体义务的责任。在个人的权利受到高度重视时，集体义务的责任就被淡化。从健康的角度来说，市场公正认为个人要对自身健康负主要责任，在自身防控能力范围之内，人们并不会过多地期望通过社会来保障和改善公民健康。

社会公正认为，许多社会因素影响社会利益和负担的公平分配。这些因素（如社会等级、家族遗传、种族等）的存在给集体行动造成了无形的压力和阻力。因此，克服和消除这些阻力是必要的。根据社会公正的原则，公共卫生应该为社会上所有的人提供自然科学与行为科学的潜在利益，保护和促进所有人的健康。当疾病与不良健康状态的负担被不公平分配时更应如此。

很显然，许多现代公共卫生问题对某些人群的影响不成比例地大于其他人群。因此，当需要采取集体行动来解决这些问题时，受疾病影响少的人群要承担较多的社会负担，获取较少的社会利益。当必须采取的集体行动不能落实时，重要的公共政策问题就不能解决，最终只会使社会负担加大，影响整个人群。

二、内在的政治属性

公共卫生的社会公正理念决定了公共卫生与政治具有千丝万缕的关系。公共卫生同时具有公众与政治两个本质属性。它服务于不同社区、文化和价值观的人群。它的政治属性决定了它为大众考虑、协商以及最终解决问题的可行性。政治决定了政府会采取什么行动来平衡传统。公共卫生并非仅靠科学就行，还取决于政治对价值和伦理道德的选择。政治决定了公共卫生如何应用科学来既保障人民的健康，又保护人民的基本权利。

三、专业的动态扩展

公共卫生的第三个特征是专业的动态扩展。公共卫生的传统领域包括生物学、环境、生活方式以及卫生保健服务等。近几十年来，有很多公共卫生政策问题被转移到公共卫生的议程上来，将一些新问题写入公共卫生的议程。例如，1950 年我国公共卫生的主要问题是传染病；1980 年以后，慢性病的防治被纳入公共卫生的重要议事日程；21 世纪初出现的 SARS 危机和禽流感流行，又一次改变了公共卫生的关注重点。

四、紧密联系政府

公共卫生与政府的密切关系不言而喻。尽管公共卫生活动远不只是政府公共卫生机构的活动，但很多人认为公共卫生就是政府的事。政府的确也在公共卫生领域发挥了不可替代的作用。政府保证了社会必需的基本公共卫生服务。只有政府才能制定和执行公共卫生法规，比如《突发公共卫生事件应急条例》的制定和执行。政府可以通过两种基本策略来影响公共卫生：第一种策略是通过制定与社会和环境有关的政策来影响公共卫生，如教育、就业、住房、公共安全、儿童福利、污染控制、职业场所安全和家庭支持等政策；第二种策略是直接为公众提供公共卫生服务。

五、基于科学

公共卫生区别于其他各种社会活动的就是其科学基础。医学与自然科学有助于理解人类、微生物、传染病媒介及自然界中存在的各种危险因素，人类学、社会学和心理学等学科有助于理解人类文化和行为对健康与疾病的影响，流行病学与生物统计学等学科是公共卫生实践中重要的工具与方法。一般认为，公共卫生包含五种基本学科：流行病学、生物统计学、环境科学、管理科学与行为科学。公共卫生正是依靠流行病学阐明了传染病的基本特性，发现了传染病的传播规律；依靠生物统计学，设计临床试验来检验新药和疫苗的效果；依靠行为科学，正在试图说服人们避免各种传播病毒的危险行为。

六、注重预防

预防是用来减少某些事件发生的可能性，或最小化其危害的行为。公共卫生的目的就是预防，但预防的具体目标可以有很大的差异。如果目标明确，则预防容易被理解和重视。然而，更多的时候，公共卫生的预防努力常常缺乏明确的目标和范围。公共卫生的预防缺乏明确范围的一个原因来自公共卫生的多学科性。

“预防第一”是我国政府一贯坚持的公共卫生指导原则。“预防为主”一直是我国卫生工作的基本方针。“人人享有卫生保健、全民族健康素质的不断提高”，是社会主义现代化建设的重要目标，是人民生活质量改善的重要标志，是社会主义精神文明建设的重要内容，是经济和社会可持续发展的重要保障。

第三节　公共卫生的功能与价值

一、公共卫生的功能

根据公共卫生的不同定义，对公共卫生的功能也有不同的认识。公共卫生的最终目的是预防疾病、促进人群健康和提高生命质量。因此，不同国家对公共卫生功能的界定有很多相同之处，但由于各国面临的公共卫生问题不同，其内容和要点也不尽相同。

1997 年，世界卫生组织在全球的 67 个国家中开展了调查，就公共卫生功能的界定和内涵进行研究，并于 1998 年提出了基本公共卫生功能框架。具体包括：① 健康状况监测；② 传染性和非传染性疾病的预防、监测控制；③ 健康促进；④ 公共卫生立法和管理；⑤ 保证卫生政策、规划的管理和施行；⑥ 对弱势人群和高危人群的个人卫生服务；⑦ 公共卫生和卫生系统研究；⑧ 职业卫生；⑨ 环境保护；⑩ 特定公共卫生服务；⑪ 保持与政治家、其他部门和社区在支持健康和公共卫生促进中的联系。

美国医学会确定公共卫生的三大核心功能是评价、政策发展和保障。公共卫生评价是指通过系统地监测评估调查来提供健康信息，政策发展是指通过制定卫生政策动员全民参与公共卫生；保障是指通过评价和协调来保障人人享有健康。从某种意义来说，公共卫生的三大核心功能与医学中的诊断和治疗功能类似。如果将人群或社区看成一个人，那么评价就类似于诊断，保障就类似于治疗，政策研究制定则是介于评价和保障之间的一个中间步骤，类似于诊断之后的治疗计划研究制订的过程。

公共卫生三大核心功能明确了公共卫生该做什么的问题。不管各国对公共卫生功能如何界定，公共卫生的基本功能都应包括以下几方面。

（一）健康监测与分析

健康监测与分析既包括收集相关疾病的发病或流行情况，也包括对居民健康需求的监测、生活行为等健康危险因素的监测，识别健康问题和确立优先领域。同时，应利用监测到的数据进行分析和预测，发挥信息的预警功能。

（二）对疾病暴发流行和突发公共卫生事件的调查处理

这是公共卫生的一个传统功能，在促进公众健康方面发挥了巨大作用，包括对暴发流行的传染病进行调查与处理，也包括对群体不明原因疾病、重大食物和职业中毒、生物恐怖和核污染等突发公共卫生事件的调查处理。

（三）疾病预防和健康促进

疾病预防和健康促进是公共卫生的主要功能之一，如开展计划免疫、妇幼保健、禁烟、行业健康促进项目等。

（四）动员社会成员鉴别与解决公共卫生问题

其包含两层意思：一是争取政府的理解与支持，加强部门间协作，在公共卫生实施过程中强调全社会的共同参与，如爱国卫生运动等；二是改变传统意义上的疾病预防与健康促进项目由卫生部门直接实施的现状，大力发展卫生服务产业，鼓励企业、个人提供卫生服务，由政府部门出资购买，实现卫生行政部门由“办医”向“管医”的转变。

（五）制定政策和规划，支持个人和社区成员为健康而努力

公共卫生应通过制定政策、规划等，明确适合国情的健康目标，并创造宽松的社会氛围，提供必要的公共设施，鼓励个人和社区成员为健康而努力。

（六）制定公共卫生法律、法规，加强公共卫生执法

公共卫生的功能除提供或管理实施相关公共卫生项目外，应将制定相关公共卫生法律、法规作为其重要功能之一。制定公共卫生法律或相关规章制度，明确政府和社会各界所承担的责任，为公共卫生服务的开展奠定基础。同时，加强执法监督，确保公共卫生法律、法规的实施。

（七）保障提供综合的卫生服务

这不仅要提供形式多样的卫生服务以满足人们日益增长的卫生需求，而且要注意消灭不同地区之间、城乡之间公共卫生服务的差异，确保公共卫生服务的公平性。

（八）保障合格的公共卫生和医疗服务的人力资源

由于公共卫生覆盖的范围较广，因此发展和维持一支接受过良好教育、具有多学科如流行病学、生物统计学、卫生管理学、健康促进和环境卫生学等背景的专业队伍，对于完成公共卫生任务较为重要。

(九) 评估群体与个体卫生服务的效率、可及性和质量

运用卫生事业管理、卫生经济学等多学科知识，全面评估卫生服务。同时，加强政府和消费者对卫生服务提供者的监督，促进卫生服务的全面提升。

(十) 研究和创新解决卫生问题的方法

随着新发传染病的出现、旧传染病的死灰复燃、生物恐怖主义泛滥、全球人口大流动以及社会经济环境压力导致的不良生活方式，都对公共卫生提出了新的挑战，因此必须走出一条创新发展之路，应对公共卫生面临的严峻形势。

二、公共卫生的价值

公共卫生所挽救的生命、所预防的疾病以及所节省的财力可衡量其各个维度的价值。公共卫生的价值可以用普通人容易理解的语言来描述，也可以用公众意见、其所预防疾病的统计资料和经济学指标来衡量。公共卫生对当今人类健康状况的改善做出了重要贡献，并将在未来做出更大的贡献。

2003 年，传染性非典型肺炎(简称 SARS)危机从反面证明了公共卫生的价值。据初步分析，2003 年 SARS 流行对我国经济的影响总额约为 2 100 亿。SARS 危机告诉我们，没有公共卫生，就没有全民健康。其实，公共卫生对社会政治、经济、科学发展的巨大价值早在欧美工业化的进程中就以无数生命的代价而得到证明。18 世纪欧美工业革命带来了城市化，城市化的一个特点就是人口密集。人口密集在公共卫生没有发展之前的弊端是传染病的流行。当时，尽管农村的人不断进城，但是因为大量死于传染病，使城市人口无增长，以致工业化进行不下去。

公共卫生不仅是社会稳步前进的强大保障，其价值还体现在为每个公民实现其“与生俱有的健康和长寿权利”提供了必要的条件。美国的研究证明，公共卫生在 20 世纪为美国人民的延年益寿做出重要的贡献。自 1900 年以后，美国人的平均寿命增加了 30 年。这 30 年中，25 年归功于公共卫生，5 年是医疗卫生服务的功劳。而医疗卫生增加的 5 年寿命中，3.5 年是治疗改善的结果，1.5 年是临床预防服务(如预防接种和筛选检查)的功劳。归功于公共卫生的 25 年是通过社会政策、社区努力、个人选择的预防活动(减少婴幼儿的传染病和成人的慢性病)来达到的。

第四节 公共卫生的发展及成就

一、公共卫生发展简史

公共卫生的历史非常悠久，公共卫生议题是与人类社会同时产生的。

在古希腊、罗马城邦中，供水、道路、城市广场、浴室和住房等公共卫生设施非常完善。18 世纪以前，人们对公共卫生的认识主要来自神灵主义、自然哲学、机械论等医学模式的理论基础，最初的公共卫生观来自宗教典籍。在多个世纪里，公共卫生一直是一种宗教和巫术的混合体。

公共卫生的真正发展是在欧洲工业革命时期。随着 17 世纪欧洲工业革命的到来，人口向城市集中，居住密度快速增加，居民生活环境不断恶化，饮水污染、粪便垃圾堆积、蚊蝇滋生，加之超负荷的劳动和营养不良，造成了大量疾病（尤其是传染病）的广泛流行。

进入 18 世纪和 19 世纪，西方国家工业化、城市化问题十分突出，传染病严重危害民众健康，人们通过改善基础卫生设施和采取生物医学措施使传染病得到有效控制，但当时人们对公共卫生内涵的认识还限于以改善环境卫生和控制传染病为主。19 世纪以来，以市政工程、城镇规划和住房建设开发为主的公共卫生政策范式盛极一时，同时以卫生学、社会医学、预防医学为历史渊源的公共卫生学科体系与知识体系日趋成熟。随着自然病因观被人们所接受，并受益于维多利亚时代人们对秩序和清洁的重视，公共卫生事业在 19 世纪得到了长足的发展。

进入 20 世纪以来，以健康保险、社区健康服务和公共服务为主的公共卫生观逐渐形成。1920 年，公共卫生温思络定义被提出，它是目前为止得到最多人认可的定义。20 世纪以来，社会经济的蓬勃发展，国际交往日益频繁，交通发达、人口流动等因素使任何国家单独采取的疾病（特别是传染病）防治措施已不可能有效地控制疾病的发生、传播和保证人群的安全，因此产生了国际卫生合作的意愿。1948 年成立了世界卫生组织，国际卫生合作和交流得到了进一步发展。世界卫生组织提出了“Health for All，All for Health”的口号，将人群公共卫生进一步扩大为人类的公共卫生。2003 年 SARS 和 2004 年高致病性禽流感的防治更证明了全球合作执行公共卫生措施的重要性。

二、公共卫生的伟大成就

公共卫生有三项基本目的：预防疾病、延长寿命、促进健康和提高生活质量。

就这三项基本目的而言，公共卫生在20世纪取得了伟大成就。

（一）预防疾病

中国在1961年消灭了天花，在1994年基本消灭了丝虫病，麻疹等儿童传染病的发病率比计划免疫前下降了90%以上。婴儿死亡率从中华人民共和国成立前的200‰下降到1995年的31.4‰。法定传染病的发病率从20世纪70年代的7 061/10万下降到1995年的176/10万。

（二）延长寿命

20世纪公共卫生最伟大的贡献是使人类的期望寿命增长了20岁以上，从1950年的46.5岁增长为1998年的67岁。公共卫生政策落实越好的国家，其期望寿命增长越大：日本人的期望寿命从1910年的43岁增长为1998年的77岁（男）和83岁（女），分别增长了35岁和40岁；智利人的期望寿命从1910年的29岁（男）和33岁（女）增长为1998年的72岁（男）和78岁（女），分别增长了43岁和45岁。

人类寿命增长的功劳也许不能全部记在公共卫生的功劳上，但公共卫生所起的作用是巨大和不可替代的。根据美国CDC的报道，美国人的寿命在20世纪增长了30岁，其中增长的25岁归功于公共卫生水平的提升。

（三）促进健康和提高生活质量

没有疾患，不等于健康；寿命延长，不等于生活质量高。因此，从2000年开始，世界卫生组织采用了新的健康期望寿命（HALE），以此作为评价健康生存的指标。健康期望寿命是在期望寿命的基础上，对不能健康生活的年龄进行调整。据世界卫生组织报告，美国人在2000年的健康期望寿命为67.2岁，期望寿命为76.7岁，预期失去健康生活的时间为9.5年；日本人在2000年的健康期望寿命为73.8岁，期望寿命为81.2岁，预期失去健康生活的时间为7.4年；中国人在2000年的健康期望寿命为62.1岁，期望寿命为71岁，预期失去健康生活的时间为8.9年；智利人在2000年的健康期望寿命为63.3岁，期望寿命为73.9岁，预期失去健康生活的时间为10.6年。就生命而言，若只是单纯地延长寿命而不能享有健康的生活，对于社会、家庭及个人都是一种“负担”。因此，公共卫生的根本目标是实现高生活质量的健康长寿。

第二章　公共卫生的生物学基础

第一节　传染性疾病的生物学基础

生物世界是多种多样的，由动物、植物和微生物构成。对于人类来说，微生物在日常生活、工农业生产、环境保护以及生命科学研究中都发挥着不可替代的作用。微生物包括原核生物的细菌、放线菌、支原体、立克次体、衣原体以及真核生物的真菌和非细胞微生物的病毒。

一、人类与微生物的关系

生物之间的相互关系是既多样又复杂的，在自然界中微生物与微生物以及微生物和更大型生物（宿主）之间始终保持着一种动态平衡的关系。对于微生物而言，宿主是能够为其提供生存场所的任何生物。在人体内外生活着众多的微生物种类，其数量更是惊人，高达 1 014 种，约为人体细胞总数的 10 倍。

共生是两个或两个以上物种间的关系谱，包括互利共生、共存和寄生。互利共生是共生关系谱的一端，指生活在一起的两个成员互相受益的关系。如生长在人类肠道中的大量肠杆菌，这些细菌释放有用产物（如维生素 K，人类利用它来合成某些凝血因子），而这些细菌也获得了合适的生存条件和营养环境。寄生是共生关系谱的另一端，它指一种生物（寄生物）受益而另一种生物（宿主）受害的相互关系。在广义的寄生关系里，细菌、病毒、原生动物、真菌和蠕虫都是寄生物。共栖介于前两种关系之间，是指两种生物生活在一起，其中一方受益而另一方既不受益也不受害的关系。例如，很多微生物生活在人体的皮肤表面，利用毛孔分泌的代谢产物生存。由于这些代谢产物不论是否被微生物利用，人体总在分泌，故微生物受益，而人体既不受益也不受害。

人体体表或体内的非致病性微生物统称为正常微生物菌群。在一般情况下，人体内的正常菌群与人体保持着十分和谐的平衡状态，在菌群内部各微生物之间也相互制约，维持稳定、有序的相互关系，这就是微生态平衡。正常微生物菌群可分为常驻微生物菌群和暂居微生物菌群。在常驻微生物菌群和暂居微生物菌群中，存在几种仅在特定情况下致病的微生物。由于它们能够利用某些特定条件而致病，故被称为条件致病菌。特定条件包括宿主正常防御功能受损、微生物进入异常部位或正常微生物菌群被破坏。

二、感染与免疫

（一）感染与传染性疾病

感染是指病原体克服机体的免疫功能，侵犯或侵入人体的特定部位，并在体内增长繁殖的过程。如果病原微生物侵入人体，破坏了宿主的生理功能，导致组织、器官产生病变而出现临床症状，称为感染性疾病。感染性疾病又分为传染性疾病和非传染性疾病。传染性疾病是指由各种病原微生物（细菌、病毒、真菌、螺旋体、支原体、衣原体或立克次体）和寄生虫（蠕虫和原虫）所引起的，具有传染性，并在一定条件下由病原体在人群中传播而造成流行的疾病。病原体进入人体，发生感染通常需要有以下两个生物学条件：

1. 感染因子的必备条件

病原体首先应有定植性。也就是说，微生物和宿主上皮细胞的受体必须相符才可能定植。其次是微生物具有拮抗性，只有能克服机体的各种清除机制者才能在定植后引起感染。再次是繁殖性，微生物必须适应新的环境才能繁殖。繁殖性是感染的必要条件之一。

2. 宿主的必备条件

通常人体有 4 个主要储菌库，即口腔及上呼吸道菌群、肠道菌群、泌尿道菌群和阴道菌群。病原体进入人体内常在储菌库存留；然后，病原体通过易位途径如体腔、血液及淋巴循环，以及外伤、手术、插管等诊疗措施，使病原体从储菌库易位到易感生境。易感生境多为受到某种损伤的器官和组织，如外伤伤口、局部缺血等。全身抵抗力下降（如营养不良、免疫低下、应用抗生素、放疗、化疗以及衰老等）可扩大病原体的生境，或提高其在生境内的定植能力。

（二）感染与免疫

免疫系统的任务主要是保护宿主免受入侵的感染因素的攻击，由此防止感染性疾病的发生。病原微生物（病毒、细菌、真菌、寄生虫等）应用各种机制来逃避免疫系统的攻击，而免疫系统也会通过非特异性（固有性、先天性）或特异性（适应性、后天获得性）免疫反应形成相应的防御机制。

各种微生物通过不同的机制侵袭宿主。病毒可在宿主细胞内复制，故其属于胞内病原体；而蠕虫无法在宿主细胞内存活，属于胞外病原体。此外，还有细菌、真菌和原生物，细菌也可分为胞内菌和胞外菌。

1. 非特异性免疫系统

固有免疫或非特异性免疫（先天性免疫系统）是一种不需要对抗原特异性识别的保护机制，但是它可以增强特异性免疫的保护作用。

（1）物理屏障

皮肤和其他（包括呼吸道和肠道）上皮细胞，提供了一个在机体内部和外界的物理屏障。邻近细胞组成的致密连接有效地阻挡了病原体侵入体内，内部的上皮细胞组织也覆盖有一个黏液层，以保护机体抵抗微生物的、机械的或化学的损伤，黏液层中含有可杀伤或抑制病原体生长的防御素（内源性抗菌肽），它们具有广谱的抗微生物活性。上皮组织细胞也可利用上皮纤毛的定向摆动清除病原体。

（2）单核-巨噬细胞系统

单核吞噬细胞包括组织中的吞噬细胞和血液中的单核细胞。在受到细胞因子（尤其是 IFN-γ）刺激后，单核吞噬细胞就具有杀死吞噬微生物的能力。然而，在吞噬细胞的静息阶段，其抵抗微生物的潜能很低，故常被当作许多病原微生物的滋生地，活化的吞噬细胞可通过不同的机制杀死并降解这些胞内病原体。其中最主要的机制为：① 活化的巨噬细胞会产生毒性效应分子，尤其是反应性氧中间物和反应性氮中间物；② 在微生物被巨噬细胞吞噬后，在胞内形成吞噬体，吞噬体与溶酶体融合形成吞噬溶酶体，在吞噬溶酶体内，溶菌酶呈酸性且具有较高的活性，这些溶菌酶在细菌降解的最初反应中起作用；③ 胞内菌和宿主细胞都需要铁离子，因此，对于各种病原体来说，吞噬溶酶体内铁离子的损耗可降低其在胞内的存活机会。有些胞内病原体也可通过各种逃避机制来延长它们在巨噬细胞内的存活时间。总之，体内的巨噬细胞尽职尽责，可使机体免受胞内病原体的侵袭。因此，一旦巨噬细胞被激活，它便具有杀死胞内病原体和抑制病原体生长的能力。但一些病原体也可以存活很长一段时间，而造成慢性感染和慢性病。

除了在非特异性抗感染免疫反应中发挥作用，巨噬细胞在特异性免疫反应的抗原呈递中也发挥一定的作用。

（3）参与非特异性免疫的分子

① 补体：除参与特异性体液免疫外，更重要的是其非特异性免疫作用。在感染早期抗体尚未产生时，补体即可通过旁路激活途径发挥杀菌、溶菌作用。补体被激活后产生的活性片段还可发挥趋化作用及促炎症反应。② 溶菌酶：主要来源于吞噬细胞，广泛存在于血清、唾液、泪液、尿液、乳汁、肠液以及其他外分泌液和吞噬细胞溶酶体中。它通过水解革兰阳性菌细胞壁中黏肽的乙酰氨基多糖

而使细菌溶解。③ 干扰素：具有抑制病毒复制、激活 NK 细胞和 CTL、调节 MHC 分子表达等作用。

非特异性免疫反应是抵抗病原体侵入机体的第一道防线，它们也是特异的适应性免疫反应所必经的起始过程。非特异性免疫反应依赖于其对病原体保守的特征区的识别能力，这些特征区不会在未受感染的宿主细胞上表达。特征区主要包括很多微生物表面抗原和某些病毒双链 RNA 分子上的核苷酸序列，而这些模式分子主要是被吞噬细胞的 TLR 所识别。

2. 特异性免疫反应

当入侵的微生物无法被非特异性免疫系统清除时，特异性免疫系统就会被激活。特异性免疫系统有两个重要特性：第一，免疫反应是抗原特异性的，通过免疫细胞表面特异性抗原识别受体得以实现；第二，特异性免疫系统具有记忆性，这就允许抗原特异性效应细胞在第二次遇到相应抗原时能够快速反应。

(1) T 淋巴细胞

成熟 T 细胞的亚型可分为 CD4＋T 细胞和 CD8＋T 细胞。CD4＋T 细胞可识别与 MHC-Ⅱ类分子相结合的抗原，它们能够产生各种细胞因子并有效地激活白细胞——尤其是 B 细胞和巨噬细胞，这些 CD4＋T 细胞又被称为 Th 细胞。相反地，CD8＋T 细胞可识别与 MHC-Ⅰ类分子相结合的抗原，它们的主要任务之一是裂解被病毒感染的靶细胞，因此，它们被称为细胞毒性 T 淋巴细胞。

CD4＋T(辅助性 T 细胞)细胞又有两种不同功能的亚型：Th1 细胞和 Th2 细胞。这两种亚型可根据每种细胞分泌的细胞因子来加以区别，这些细胞因子是由抗原刺激产生的。

Th1 细胞以分泌 IFN-γ 和 IL-2 为特征，而 Th2 细胞主要产生 IL-4、IL-5 和 IL-10，这种分泌不同细胞因子的特性可用于白细胞家族的分类。这些细胞因子具有许多作用，故 Th 细胞在不同类型的免疫反应中具有不同的功能。绝大多数情况下，由感染因素引起的免疫反应，对活化 Th1 或 Th2 细胞并没有绝对严格的区分，但往往会有某一类 Th 细胞占主导优势。

CD8＋CTL 的主要任务是针对细胞内病原体(特别是病毒)的免疫防御，CTL 细胞是通过分泌穿孔素和颗粒溶解酶，在靶细胞上打孔并释放颗粒溶解酶到达定位在靶细胞内的微生物，从而清除已感染的细胞，限制病原体扩散。此外，CTL 通过受体配体的相互作用，同样能引发靶细胞的程序性死亡。

总之，CD4＋T 细胞在对抗吞噬性病原体的免疫防御中占优势(Th1 细胞分泌的 IFN-γ 和 IL-2 分别激活巨噬细胞和 CTL)，而 CD8＋T 细胞则在对抗胞内病原体的免疫防御中占优势。然而，在大多数情况下，对抗传染性病原体最理想的保护措施需要 CD4＋T 和 CD8＋T 细胞的共同作用。

(2) B淋巴细胞

B淋巴细胞表面表达的IgG作为它们的抗原特异性受体分子,依赖T细胞的B细胞活化则需要同源的T、B两个淋巴细胞群的相互作用。B细胞的增殖、分化及分泌同种异型Ig的转换是通过细胞因子来调控的。B细胞产生的特异性抗体主要通过中和作用、调理作用和溶解杀伤作用来发挥针对胞内寄生病原体的免疫反应,对寄生于胞外的病原体则无能为力。

三、传染性疾病的生物学特征

(一) 科赫定理

传染性疾病都是由特定的病原体所引起的,包括微生物与寄生虫。但对病原体的认识都有一个过程,在历史上许多传染病都是先认识其临床和流行病学特征,然后才认识其病原体的。要证明某种微生物是引起某种疾病的致病因子,就必须满足科赫定理的所有四条原则:① 在每一个病例中必须找到特异的病原体;② 病原体必须从患病宿主分离得到,且能纯培养;③ 将纯培养的病原体接种到健康的易感实验宿主,病原体必须能够引起同样的疾病;④ 从接种后患病的实验宿主必须能分离到病原体,且与原始的病原体相同。

(二) 细菌的生物学特点

1. 细菌的形态和结构

细菌虽小,但仍具有一定的细胞结构和功能。细胞壁、细胞膜、细胞质和核质是细菌的基本结构;荚膜、鞭毛、菌毛、芽孢仅在某些细菌中存在,为其特殊结构。

(1) 细胞壁

细胞壁位于细菌细胞的最外层,包绕在细胞膜的周围,是一种膜状结构,组成较复杂,并随不同细菌而不同。细菌细胞壁坚韧而富有弹性,其主要功能包括:① 保持细胞外形;② 抑制机械和渗透损伤;③ 介导细胞间相互作用(侵入宿主);④ 防止大分子入侵;⑤ 协助细胞运动和分裂。

(2) 细胞膜

细胞膜位于细胞壁内侧,紧包着细胞质,厚约7.5 nm,柔韧致密,富有弹性,占细胞干重的10%～30%。细菌细胞膜的结构与真核细胞基本相同,由磷脂和各种蛋白质组成,但不含胆固醇。其功能也与真核细胞类似,主要有物质转运、生物合成、分泌和呼吸等作用。

(3) 细胞质

细胞膜包裹的溶胶状物质为细胞质或原生质,由水、蛋白质、脂类、核酸及少量糖和无机盐组成，其中含有许多重要结构：① 核糖体，是细菌合成蛋白质的场所；② 质粒，是染色体外的遗传物质，为闭合环状的双链 DNA，带有遗传信息，质粒编码的细菌性状有菌毛、细菌素、毒素和耐药性的产生等；③ 胞质颗粒，是细胞质中的颗粒，起暂时储存营养物质的作用，包括多糖、脂类、磷酸盐等。

（4）核质

细菌是原核细胞，不具有成形的核。细菌的遗传物质称为核质或拟核，集中于细胞质的某一区域，多在菌体中央，无核膜、核仁和有丝分裂器。因其功能与真核细胞的染色体相似，故习惯亦称之为细菌的染色体。

（5）细菌的特殊结构

某些细菌在其细胞壁外包绕一层黏液性物质，为疏水性多糖或蛋白质的多聚体。边界明显的称为荚膜，边界不明显的称为黏液层。荚膜对细菌的生存具有重要意义，细菌不仅可利用荚膜抵御不良环境，保护自身不受白细胞吞噬，而且能有选择地黏附到特定细胞的表面上，表现出对靶细胞的专一攻击能力。

鞭毛是某些细菌的运动器官，由一种称为鞭毛蛋白的弹性蛋白构成，结构上不同于真核生物的鞭毛。细菌可以通过调整鞭毛旋转的方向来改变运动状态。

菌毛是在某些细菌表面存在的一种比鞭毛更细、更短而直硬的丝状物，与细菌运动无关。根据形态、结构和功能，可分为普通菌毛和性菌毛两大类。前者与细菌吸附和入侵宿主有关，后者与传递遗传物质有关。

芽孢是某些细菌在一定的环境条件下，在菌体内部形成的一个圆形或卵网形小体，是细菌的休眠形式。芽孢带有完整的核质、酶系统和合成菌体组分的结构，能保存细菌的全部生命必需物质。细菌的芽孢对热力、干燥、辐射、化学消毒剂等理化因素均有强大的抵抗力。

2. 细菌的遗传学特点

（1）细菌遗传变异的物质基础

细菌的遗传物质是 DNA，DNA 靠其构成的特定基因来传递遗传信息。细菌的基因组是指细菌染色体和染色体以外遗传物质所携带基因的总称。染色体外的遗传物质是指质粒 DNA 和转位因子等。

细菌染色体是单一的环状双螺旋 DNA 长链，细菌染色体缺乏组蛋白，外面无核膜包围。细菌染色体 DNA 的复制是双向复制，即双链 DNA 解链后从复制起点开始，在一条模板上按顺时针方向复制连续的大片段，在另一条模板上按逆时针方向复制若干断续的小片段，然后再连接成长链。

质粒是细菌染色体以外的遗传物质，是环状闭合的双链 DNA。质粒的大小不一，质粒携带的基因是细菌染色体中没有的，质粒 DNA 所编码的基因产物赋予细菌某些性状特征，如致育性、耐药性、致病性和某些生化特性等。质粒有自身的复制起点，能够独立于染色体 DNA 之外进行复制。质粒可通过接合、转化或转导等方式在细菌间转移。质粒并非细菌生命活动不可缺少的遗传物质，可自行丢失或经紫外线等理化因素处理后消除，随着质粒的丢失与消除，质粒所赋予细菌的性状亦会随之消失。

(2) 细菌的遗传和变异

遗传变异是一切生物的普遍规律，细菌也不例外。细菌的形态结构、生理代谢、致病性、耐药性、抗原性等性状都是由遗传物质所决定的。遗传使细菌的性状保持相对稳定，且代代相传，使其种属得以保存。变异可使细菌产生新变种，变种的新特性靠遗传得以巩固，并使物种得以发展与进化。

细菌染色体和质粒的 DNA 片段通过转化、接合、转导和溶原性转换等方式从供体菌转移给受体菌，并使受体菌发生遗传性状的改变，称为基因的转移和重组。细菌的基因突变或基因的转移和重组可以产生突变株或重组体，使细菌发生抗原性、耐药性和毒力等诸多性状的改变，导致临床感染性疾病的诊断、治疗和疫苗制备困难。

(三) 病毒的生物学特点

1. 病毒的大小和形态

绝大多数的病毒都是能通过细菌滤器的微小颗粒，它们的直径多数在 100 nm 左右。由于病毒是一类非细胞生物体，故单个病毒经常称作病毒粒或病毒体。病毒粒的基本成分是核酸和蛋白质。

2. 病毒的遗传学特点

(1) 病毒遗传变异的物质基础

病毒是最微小、结构最简单的微生物。因体积微小，故必须用电子显微镜放大几万至几十万倍时方可观察；结构简单表现为无完整的细胞结构，仅有一种核酸(RNA 或 DNA)作为其遗传物质。为保护其核酸不被核酸酶等破坏，外围有蛋白衣壳或更复杂的包膜。病毒必须在活细胞内方可显示其生命活性。病毒进入细胞后，不是进行类似细菌等的二分裂繁殖，而是根据病毒核酸的指令，使细胞改变其一系列的生命活动，大量地复制出病毒的子代，并且导致细胞发生多种改变。

病毒核酸位于病毒体中心，核酸具有多样性，可以为线形或环形，可为双链 RNA、单链 RNA、分节段 RNA、单链 DNA 或双链 DNA。病毒核酸的大小差别很大，微小病毒仅由 5 000 个核苷酸组成，而最大的痘类病毒则由约 400 万个核苷酸组成。病毒核酸携带病毒的全部遗传信息，是病毒的基因组。病毒基因组的序列必须被易感宿主细胞所解码，方可被识别、转录并翻译出多种病毒蛋白。

病毒核酸作为模板还可以在细胞内复制合成子代病毒的基因组，并最终形成完整的子代病毒。

由病毒核酸编码的病毒蛋白质可分为结构蛋白和非结构蛋白。结构蛋白指的是组成病毒体的蛋白成分，如病毒体的衣壳、基质或包膜。非结构蛋白可以存在于病毒体内（如病毒的酶），但也可能不存在于病毒体内而仅存在于感染细胞内。

（2）病毒的遗传与变异

病毒的遗传能保持物种的相对稳定，维系生物界的平衡；而病毒的变异可导致新品种出现，孕育生物界的进化。病毒是一类极为简单的分子生物，核酸是遗传的物质基础，核酸复制的忠实性使病毒具有稳定的遗传表现。但由于病毒没有细胞结构，其遗传物质极易受外界环境及细胞内分子环境的影响而发生改变。病毒与其他生物相比，其遗传具有更大的变异性。

病毒的变异主要源于其基因组的突变和重组。病毒突变一般分为自发突变和诱导突变。自发突变是在没有任何已知诱变剂的条件下，病毒子代产生高比例的突变体，最后导致表型变异。诱导突变则是利用不同的物理或化学诱变剂处理病毒，提高病毒群体突变率，诱导病毒子代出现特定突变类型。

病毒的突变是指基因组中核酸碱基顺序上的化学变化，可以是一个核苷酸的改变，也可以是成百上千个核苷酸的缺失或易位。病毒的突变有两种主要类型，即位点突变和缺失突变。位点突变是指病毒基因组的核酸碱基发生了改变，又分为无义突变、同义突变和错义突变。缺失突变是指病毒基因组的核酸碱基一部分被丢失，从而使病毒的特性发生改变。

当两种有亲缘关系的不同病毒感染同一宿主细胞时，它们的遗传物质发生交换，结果产生不同于亲代的可遗传的子代，称为基因重组。而对于基因分节段的 RNA 病毒（如流感病毒、轮状病毒等），通过交换 RNA 节段而进行的重组被称为重配。重配时基因组的节段往往是随机地被装进子代病毒颗粒，所以，产生的这些子代可能包装了来自多个亲代基因组的节段。由于子代可能含有基因组节段的新组合，这就增加了遗传可变性。流感病毒之间经常发生的抗原漂移就是例证，由此造成了周期性的流感大流行。

第二节　慢性病的生物学基础

一、概述

（一）慢性病的定义

慢性非传染性疾病（简称慢性病）是指起病隐匿、病程长且病情迁延不愈，缺乏确切的传染性生物病因证据，目前认为其主要是由职业和环境因素、生活与行为方式等暴露引起的一类疾病的总称，如肿瘤、心脑血管疾病、慢性阻塞性肺疾患、精神疾病等。

（二）慢性病的现状

随着世界经济的飞速发展，疾病致死原因也在随之改变，慢性非传染性疾病死亡人数在全世界范围占总死亡人数的60%左右，已成为世界人口死亡的主要原因。从目前世界卫生组织公布的数据来看，世界主要的慢性病还是癌症、心血管系统疾病、慢性呼吸道疾病、糖尿病、孕期和围生期疾病及营养不良、意外伤害导致的慢性病(残疾)以及其他类型慢性病(包括泌尿系统疾病、消化系统疾病、皮肤病和过敏等)。在发达国家和许多发展中国家，慢性病都已成为最常见的死因。

我国的情况同样如此。随着经济的发展、人民生活水平的提高和医疗卫生条件的改善，威胁人们生命健康的主要传染病在逐渐减少并为慢性病所取代，特别是高血压、糖尿病、冠心病、脑卒中、肿瘤等与生活方式密切相关的疾病已成为危害居民健康的主要疾病，给社会、家庭及个人造成巨大精神、经济及生活上的负担。

二、慢性病的生物医学基础

慢性病的致病因素十分复杂，它是多因素长期影响所致。其发病往往是“一因多果、一果多因、多因多果、互为因果”，致病因素已经不是单纯的生物因素，还包括许多社会环境因素、个人行为、生活方式等。慢性病的危险因素有上百种，但常见的有十多种。各种危险因素之间及其与慢性病的内在关系基本明确，概括起来可分为两类：一是不可改变的危险因素，如年龄、性别、种族和遗传；二是可改变的行为危险因素，如吸烟、饮酒、不合理膳食和生活方式。此外，还有由上述两类因素共同作用所致的中间危险因素，如肥胖、高血压、高血脂等。

（一）慢性病的遗传因素

人类的基因与外界环境相互作用，决定了人的生、老、病、死。可以说，人类所有的疾病都同基因相关。高血压、冠心病、糖尿病、肿瘤等老年慢性疾病的防治一直是全球医学关注的焦点。最新的基因组学的发展认为，疾病是先天的基因体质和后天的外来因素共同作用的结果，对健康不利的遗传体质所对应的就是一些疾病发生的相关基因型，称之为疾病易感基因。几乎所有疾病的发生都与基因有关。正常情况下，基因通过编码合成蛋白质控制人的生长发育过程，在某些情况下基因发生了损伤，该发挥作用的没有工作，不该发挥作用的反而开始工作了，就导致了人体功能的紊乱。如果与外界因素叠加，就会发生疾病。比如我们熟悉的多种肿瘤，就是体内多种基因（包括癌基因、抑癌基因等）发生损伤的累加，加上外界不良因素的刺激导致的。再比如我们熟悉的高血压、高血脂、糖尿病等疾病都与某些基因的损伤有着密切的关系。

从基因的角度看，很多慢性病实际上也是多基因遗传病，其发生不是取决于某个单一的基因，而是由多个基因控制，这些基因都是共显性基因。每个基因单独对疾病形成的作用可能较微小，但是多个基因的作用累加起来，再加上外界因素的长期积累，就会导致慢性病的发生。人类基因组计划的目的之一就是要解决包括肿瘤在内的这类复杂疾病的分子遗传学问题。寻找危害人类健康的多基因遗传病的致病基因及相关基因，开发出个性化的治疗和药物也是后基因组时代的重要内容之一。这些疾病基因的克隆在人类基因组计划中占据着核心位置，也是计划实施以来成果最显著的部分。有科学家预言，个人基因图谱的应用将给慢性病的预防带来广泛的发展空间，人一出生就可以通过个人基因解析，预测携带有哪些疾病的易感基因，从而有针对性地进行预防，降低患病风险。

目前，人类疾病的基因组学研究已进入多基因疾病这一难点。由于多基因疾病不遵循孟德尔遗传规律，故难以从一般的家系遗传连锁分析取得突破。这方面的研究需要在人群和遗传标记的选择、数学模型的建立、统计方法的改进等方面进行艰苦的努力。近来也有学者提出，用比较基因表达谱的方法来识别疾病状态下基因的激活或受抑。

另外，单核苷酸多态性是人类基因组 DNA 序列变异的主要形式，是决定人类疾病（尤其是多基因疾病）易感性和药物反应性差异的核心信息。而且，相当一部分单核苷酸多发性的频率在不同民族、人群有明显差异，甚至有部分单核苷酸多发性显示群体专一性。初步研究表明，在若干重要疾病相关单核苷酸多发性的频率方面，我国人群与西方人群有显著差异。

（二）慢性病的行为危险因素

慢性病是一类与不良行为和生活方式密切相关的疾病，如心血管疾病、肿瘤、糖尿病、慢性阻塞性肺部疾病等。研究证实，慢性病的发生与吸烟、酗酒、不合理膳食、缺乏体力活动、精神因素等有关。

1. 吸烟

吸烟是多种慢性病的危险因素，如肺癌、口腔癌、喉癌、上消化道肿瘤等多种恶性肿瘤以及慢性阻塞性肺病、冠心病、脑卒中等多种呼吸系统和心脑血管系统疾病。被动吸烟同样是多种慢性病的危险因素。吸烟对肺癌、慢性阻塞型肺病等呼吸系统疾病的影响远高于其他因素。开始吸烟的年龄越早，吸烟时间越长，日吸烟量越大，吸入部位越深，患肺癌的风险也越大，呈剂量效应关系，且吸烟与肺癌的死亡率也明显相关。

2. 饮酒

过度饮酒与许多癌症、肝脏疾病和心血管疾病有关。在癌症中，酗酒主要与食管癌、肝癌、结肠癌和肺癌有关。酗酒与高血压、心律失常、高血脂等有关。酗酒者50%有心脏损害症状，慢性乙醇中毒者有8%～15%导致猝死，猝死的主要原因是心律失常。长期饮酒者冠心病发病率高，其原因是饮酒造成血压升高，胆固醇含量增加，冠状动脉老化进程加快，心肌受到损害。乙醇对肝脏的损害主要是脂肪肝、乙醇性肝炎、乙醇性肝硬化。据统计，2/3的酗酒者可发展为脂肪肝，肝纤维化严重者可发展成肝硬化或肝癌。

3. 不合理膳食

从我国居民营养调查结果看，居民营养水平全面提高，但膳食结构不合理，肉类和油脂消费的增加导致膳食脂肪供能比的快速上升，特别是城市居民脂肪摄入所占总热能比超过世界卫生组织规定的理想比(30%)的上限，谷类食物消费明显下降，食盐摄入居高不下。高脂肪、低膳食纤维的膳食是多种慢性病的危险因素。高脂肪膳食可增加结直肠癌、肺癌和妇女绝经后乳腺癌发病的风险，同时也是糖尿病、心脑血管疾病的危险因素。经常食用含黄曲霉毒素的食物可增加肝癌的发病风险。

4. 身体活动不足

随着我国工业化进程的加快和生活方式的改变，我国居民身体活动不足的问题日益突出，而人们自主锻炼身体的意识和行动并未随之增加。缺乏体力活动是很多慢性病的主要危险因素，其与冠心病、高血压、脑卒中、糖尿病、多种癌症、骨质疏松等发生有关。另外，身体活动不足和膳食结构不合理对慢性病患病的危险性具有协同作用。

慢性病具有病程长、病因复杂、迁延性、无自愈和极少治愈、健康损害和社会危害严重等特点。有调查显示，人群中与慢性病相关的主要行为危险因素暴露水平仍在升高，如成年男性吸烟率保持在较高水平，初次吸烟年龄有低龄化趋势，人们对被动吸烟有害健康还没有足够的认识等。我国经济迅速发展，食物供应不断丰富，但人们偏离平衡膳食的食物消费行为却日益突出。成年在职人员参加体育锻炼少，人群中超重、肥胖检出率逐年上升。针对这一情况，在慢性病的防治中，预防显得特别重要。慢性病往往具有共同的危险因素，因此，在日常生活中，只要改变不良行为，选择健康的生活方式，戒烟、限酒、合理膳食，进行适当的体力活动，保持心理健康，就能防止或减少多种慢性病的发生。慢性病诊断容易，定期进行健康检查能及早发现慢性病，通过及时治疗促进康复，可以减少并发症和伤残的发生，从而提高生活质量。

第三节　遗传性疾病的生物学基础

一、概述

遗传性疾病(简称遗传病)是由遗传物质(包括染色体和基因)发生异常改变而引起的疾病。到目前为止,世界上发现的遗传性疾病有 3 000 余种,其中染色体病 300 余种,基因病 2 700 余种。遗传性疾病通常可分为三类,即染色体病、单基因病和多基因病。

(一) 染色体病

染色体病是指染色体数目和结构异常引起的疾病。染色体数目异常是指染色体数目的增多或减少,染色体结构异常包括部分染色体断裂后重排出现的易位、缺失、倒位、重复等。染色体的各种畸变,使其所载的基因发生数量上或排列组合上的改变而使基因组的平衡遭到破坏,个体表现出各种先天发育异常和生理功能障碍。染色体异常又分为常染色体异常和性染色体异常。

(二) 单基因病

单基因病是指同源染色体上的等位区间突变造成的疾病。在 1 对同源染色体上,可能其中 1 条携带突变基因,也可能 2 条染色体对应基因都是突变基因。其遗传符合孟德尔定律,是特征性的家系传递模式。

(三) 多基因病

多基因病的遗传基因不是 1 对主基因,而是几对基因的共同作用(这几对基因单独而言,对遗传性状的作用是微小的,称为微效基因)。多基因病是 2 对以上微效基因异常和环境因素共同作用引起的疾病,既受遗传因素的制约,也受环境的影响。

二、遗传性疾病的特征

通过对许多遗传性疾病的分析,我们总结出遗传病与一般疾病不同的四个主要特点。

(一) 遗传性

遗传性疾病是由遗传物质发生改变引起的,故患者携带的致病基因将会通过后代的繁衍而继续遗传下去,具有很强的遗传性。

（二）家族性

遗传性疾病以垂直方式从一代传递到下一代，病例多具有家族性和聚集性的特点。这也是常用家系系谱来分析和判断遗传性疾病的原因之一。

（三）先天性

遗传性疾病从一出生就携带了致病基因，虽然有些遗传病在出生后多年才表现出临床症状，但致病基因是从父母遗传得来的，故遗传病都具有先天性。

（四）终生性

多数遗传病都很难治愈，具有终生性的特点。目前虽然可以采用一些措施改善某些遗传病患者的临床症状或防止发病，但并未根治致病基因，仍可通过生殖系统将有害基因传给下一代。现有技术还无法使异常的染色体或基因恢复正常，所以，有害基因将在患者体内终生存在。

三、遗传性疾病的生物学基础

（一）遗传的基本定律

个体的发育从受精开始，通过受精卵的细胞分裂、细胞分化，由单一的细胞形成细胞团，此时每个单细胞都是多能干细胞。随着细胞分化，逐步发育为人体的不同系统、器官和组织，乃至不同种类的细胞。胚胎在不同阶段的不同形态和功能的表达，是受细胞内基因调控的，而基因表达调控过程受到环境影响，一旦表达不精确或有误，就有可能引起遗传物质的改变。

细胞的增殖是生命的基本特征之一。通过细胞分裂可获得与母细胞有相同遗传特性的子细胞，使细胞数目增加。其中，有丝分裂是高等生物体细胞增殖的主要方式，而在细胞增殖周期中，无论是染色体分离或是细胞质发生分裂，一旦出现异常，就会产生染色体数目或结构异常的子细胞，从而导致染色体病。

减数分裂是指进行有性生殖的生物体在产生成熟生殖细胞时进行的染色体数目减半的细胞分裂。在减数分裂过程中，染色体只复制 1 次，而细胞分裂 2 次。减数分裂的结果是，成熟生殖细胞中的染色体数目比原始生殖细胞减少一半。在减数分裂时，同源染色体重新组合，也可发生部分同源染色体的交换，结果使后代染色体数稳定，但可发生一些新的变异。遗传学的三大定律就建立在减数分裂中遗传物质发生变化的基础上。

生物性状的遗传具有三大基本规律，即分离律、自由组合律、连锁与交换律，它们构成了遗传学的理论基础。

1. 分离律

减数分裂是分离定律的细胞学基础。在减数分裂过程中，位于同源染色体上的1对等位基因随着同源染色体的分离而分别进入2个不同的生殖细胞中。

2. 自由组合律

生物在配子形成过程中，不同对的基因独立行动，可分可合，自由组合，可均等随机地组合到某个生殖细胞中去，从而丰富了遗传的变异范围，揭示了位于非同源染色体上的2对或2对以上非等位基因之间的遗传规律。

3. 连锁与交换律

位于1对同源染色体上的不同基因呈连锁关系，它们将伴随在一起作为1个单位向下一代传递。这种位于同一染色体上的不同基因伴随传递现象称为连锁。在生殖细胞形成时，1对同源染色体上的各对基因之间可以发生交换。

（二）遗传的分子基础

遗传是生命物质的运动特点之一，DNA是遗传信息的携带者，它通过RNA决定蛋白质的生物合成。这种从DNA→RNA→蛋白质的遗传信息流动规律，成为遗传的分子生物学的中心法则。DNA是脱氧核糖核苷酸的多聚体，由2条多核苷酸链通过碱基配对形成有互补顺序的反平行双螺旋结构。RNA分子是核糖核苷酸的多聚体，一般是单链的，个别部分可以自身回折形成双链区。

1. 人类基因组

人类基因组的DNA序列分布于22条常染色体和2条性染色体上。人类基因组计划旨在阐明人类基因组3.2×10^9个核苷酸的序列，已发现人类约3万个基因并阐明其在染色体上的位置，破译人类全部遗传信息，使人类第一次从分子层面认识自我。人类基因组中包含着与生老病死相关的绝大多数遗传信息，破译它的基因功能将对疾病的诊断、新药和新疗法的探索有重要的贡献。

2. 基因的本质

生物体复制自身的生物信息存在于它的DNA之中。这些信息编码在DNA的碱基序列之中编组成大量基因，每个基因包含合成一种多肽的信息。基因是遗传信息的基本单位，是位于DNA上编码多肽氨基酸序列的一个个离散的片段，它的碱基顺序决定了一个多肽的氨基酸顺序。基因的大小可以从少于100个碱基到几百万个碱基不等。人类细胞具有分布于23条染色体上的约3万个基因。这些基因是离散的，被不编码蛋白的DNA分开。DNA的双链中只有一条携带着生物信息，这条DNA链被称为模板链，可以用来合成一条与模板DNA碱基互补的RNA链，RNA指导多肽的合成。另一条DNA链被称为非模板链。DNA双螺旋的2条链都有作为模板链的可能，基因可以存在于任何一条链上。DNA分子具有庞大的储存遗传信息的能力。

3. 基因的复制

双螺旋DNA分子的碱基顺序蕴藏着各种各样的遗传信息，这种碱基顺序在细胞分裂时准确、完整地保持不变，把亲代的遗传信息准确无误地传给子代细胞，因此，每个 DNA 分子在复制时所产生的 2 个子代 DNA 分子碱基顺序与亲代 DNA 分子一样。基因的复制是 DNA 部分片段的复制，是以 DNA 复制为基础的。基因复制的基本特征主要包括双向复制、半不连续复制、半保留复制和基因复制起点常可确定等。

4. 基因的表达

DNA 分子中的生物信息存在于其碱基顺序中，而基因的表达就是将这些信息传递给细胞的过程。这个信息利用的过程一般描述为中心法则，它指出遗传信息是由 DNA 传给 RNA，再传给蛋白质。在基因表达过程中，DNA 分子通过指导合成一条互补的 RNA 链，从而拷贝了自身信息，这个过程称为转录。接着，由 RNA 指导合成多肽，其产物的氨基酸序列由 RNA 的碱基序列决定，这个过程称为翻译。蛋白质的氨基酸顺序决定了蛋白质的三维空间结构，从而决定了蛋白质的功能。

5. 基因的突变

DNA 分子中的碱基顺序，决定了其编码多肽等的遗传信息。如果某些有害因素使 DNA 分子的碱基顺序发生了改变，则可导致其编码产物的改变；如使多肽中的氨基酸发生改变，从而导致生物表型的改变，这个过程即称为突变。基因突变的方式主要有两种类型：碱基替换和移码突变。

(1) 碱基替换

DNA 分子中某一个碱基对被另一个不同的碱基对所替换，称为碱基替换。因为这一突变中只发生单个碱基对的改变，故又称为点突变。碱基对替换包括转换和颠换。转换是指一种嘌呤替换另一种嘌呤，或一种嘧啶替换另一种嘧啶；颠换是指嘧啶替代嘌呤或嘌呤替代嘧啶。

(2) 移码突变

移码突变是指在 DNA 分子的碱基组成中，如果增加或减少 1 个或几个碱基对(非 3 的倍数)，必将使增加或减少点以下的 DNA 编码顺序全部发生改变。移码突变可分为缺失和插入两种类型。缺失是指 DNA 编码顺序中减少 1 个或几个碱基对，引起缺失点下游的 DNA 编码顺序改变，可翻译出错误的氨基酸，合成异常的蛋白质，也可使蛋白质合成提前或延迟终止。插入是指 DNA 编码顺序中插入 1 个或几个碱基对(非 3 的倍数)，这也可引起插入点下游的 DNA 编码顺序全部发生改变，从而产生移码突变。

第三章　公共卫生的分析方法

第一节　流行病学概述

流行病学被视为公共卫生的基础学科，原因如下：第一，流行病学是一门建立在概率论、统计学和可靠的研究方法基础之上的进行定量研究的基础科学；第二，流行病学是一门从生物学角度对健康相关的状态和事件提出可能的假设并加以验证的因果推理方法学；第三，流行病学作为一门公共卫生学科，为指导公共卫生工作提供依据，人们借助流行病学调查和因果推理，制定切实可行的公共卫生措施。

一、流行病学的定义

流行病学的英文来源于希腊语"epi"（在……之中、之上）、"demos"（人群）和"logos"（研究），直译即为"研究人群中发生的事情的学问"。由于不同时期人们面临的主要疾病和健康问题不同，流行病学的定义也具有鲜明的时代特点。前人曾给该学科下过许多定义，但唯有 1983 年出版的《流行病学辞典》中的定义抓住了公共卫生的精髓，并对其基本原理进行了概括，研究了流行病学研究在人群中与健康有关状态和事件的分布及决定因素，以及应用这些研究以维持和促进健康的问题。我国在《流行病学》一书中给出的定义为"流行病学是研究人群中疾病与健康状况的分布及其影响因素，并研究防治疾病及促进健康的策略和措施的科学"。该定义既适合我国的卫生实践，又充分显示了学科的本质。

二、流行病学的实际应用

随着流行病学原理的扩展和流行病学方法的发展，流行病学的用途也越来越广泛。实际上，流行病学已深入医药卫生学和公共卫生事业的各个方面。我们将从五个方面予以概括。

（一）评价人群健康或社区卫生状况

负责政策制定、组织实施和效果评价的公共卫生官员将流行病学信息作为决策的实际框架依据。为了评价某人群健康状况或某社区卫生状况，必须搜集相关的数据，再对时间、地区和人群的分布特征进行分析（即描述流行病学）。社区里实际存在的和潜在的卫生问题分别是什么，在哪儿出现，哪些人会有危险，哪些问题会随着时间而减少，哪些问题正在增加或有可能增加，这些模式与可利用的卫生服务的水平及分布的关系如何，可能还需要收集、分析更翔实的数据对卫生服务的可利用性、可及性、有效性和效率进行测定。例如，公共卫生官员要利用流行病学数据和方法来确认基本情况，制定全国某 10 年规划的卫生目标，并监测实现目标整个过程的进展情况。

（二）决定个体行为

很多人可能并没有意识到，他们在决定自己的日常行为时就利用了流行病学信息。当人们决定戒烟时，决定爬楼梯而不是等电梯时，决定午饭吃沙拉而不是带油炸食品或奶酪汉堡包时，他们可能都有意识或无意识地受到流行病学工作者所做出的行为危险评价的影响。自第二次世界大战以来，流行病学工作者已经向公众提供了与这些决定有关的信息。如在 20 世纪 50 年代，流行病学工作者发现吸烟者发生肺癌的危险性高于不吸烟者；在 20 世纪 70 年代，流行病学工作者证明了合理的锻炼能够降低心脏病发生的风险。以上这些和其他许多流行病学研究结果直接关系人们每天做出的选择，关系影响人们终身健康的选择。

（三）疾病的自然史

在研究疾病的暴发时，流行病学工作者要依靠临床医护人员和实验室工作人员才能正确诊断疾病。但是，他们的研究结果也会帮助医师了解疾病的临床特征和自然史。例如，在 1989 年年末，有个医师发现 3 例患者患有嗜酸性粒细胞增多症和肌痛症，这个医师不能做出确切诊断，但是他报告了当地卫生行政部门。在几周之内，流行病学工作者就找到了足够多的具有相同症状的病例，描绘了其疾病谱和病程特点，并查明了病原体和传播途径。这种疾病后来被命名为嗜酸性粒细胞增多-肌痛综合征。类似的案例还有许多。自然史研究既有理论意义，也有实际意义。通过自然史观察，我们了解到乙型肝炎有很大可能通过孕妇垂直传播给新生儿，故采用接种疫苗来实现早期预防。

（四）寻找病因

大量流行病学研究被用于寻找导致疾病发生的原因或影响疾病发生风险的因素。开展寻因研究的目的就是查明健康相关事件发生的原因，并采取适当的公共卫生措施。尽管流行病学永远不能证明暴露与疾病之间的因果关联，但是流行病学往往能够为采取有效措施提供充分的信息支持。例如，1957 年国外某市暴发了预防注射后引起的接种者四肢瘫痪，经证明是由鼠脑制作的乙型脑炎疫苗所引起。

（五）疾病防治的效果评价

这涉及防治疾病效果的最终判断。如观察儿童接种某种疫苗后，是否阻止了相应疾病的发生，可用实验流行病学的方法比较接种儿童和对照儿童的发病情况。

第二节　流行病学研究方法

流行病学研究方法分为观察法、实验法和数理法，其中以观察法和实验法为主。所谓观察，就是利用一些方法，在不干预、自然的情况下认识自然现象的本来面目，描述现状、分析规律；而实验则是采用一些人为方法改变自然现象，从而使一些本来在自然情况下并不显露的现象显示出来。观察性研究并不刻意改变研究对象的自然暴露；而在实验性研究中，为了达到研究者的目的，对研究对象刻意安排了特殊暴露。流行病学研究按设计类型可分为描述流行病学、分析流行病学、实验流行病学和理论流行病学四类，每种类型又包括多种研究设计，如图 3-1 所示。

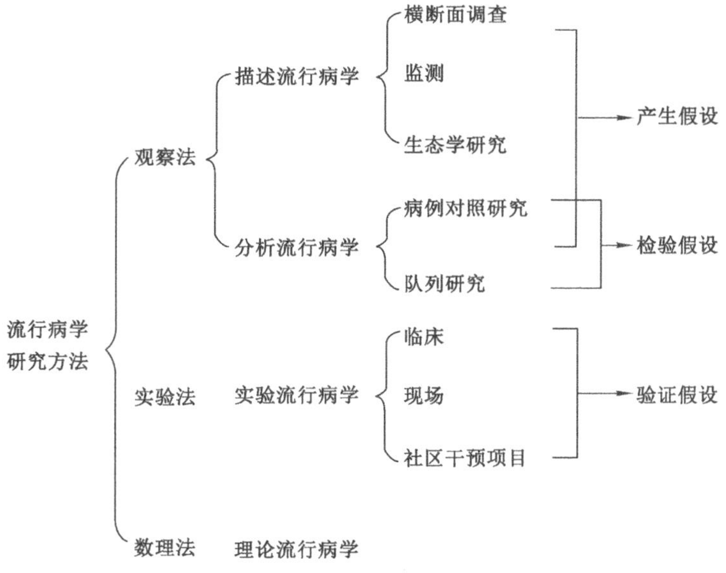

图 3-1　流行病学研究方法分类

一、描述流行病学

（一）概述

描述流行病学又称描述性研究。描述流行病学主要用绝对数和频率来描述人群健康状况或发生情况，同时从三个维度（时间、空间及人群）对其进行描述。时间分布包括疾病发生数在短期内急骤地增加，如疾病流行；或者在一个较长的时间段内发生的变化，如传染病的季节性升高、疾病的长期趋势。空间分布是指行政区划、地形、住处、楼房或其他建筑物。人群分布是指所研究人群的人口学特征或个体特征。

描述性研究的基本方法是以某条件、特征或变量来分组，然后测量疾病、健康状态或暴露因素的频率分布。通过比较，初步分析存在分布差异的可能原因，提出进一步的研究方向或防治策略的设想。描述性研究的关键在于对信息做出正确判断，前提是收集可靠的基础资料，并对研究背景和基本形式做出适当的估计。

描述性研究在揭示暴露和疾病的因果关系的探索过程中是最基础的步骤，可以说，对任何因果关系的确定，无不始于描述性研究。它既是流行病学研究工作的起点，也是其他流行病学研究方法的基础。其主要包括个案调查、暴发调查、筛检、现况研究和生态学研究。

（二）现况研究

现况研究根据涉及研究对象的范围可分为普查和抽样调查。

现况调查的主要目的有以下几点：

(1) 掌握目标群体中疾病或健康状况的分布

描述目标群体中疾病或健康状况在时间、地区和人群的分布情况，是现况研究最常见的用途。

(2) 提供疾病病因研究的线索

现况研究的结果可以为病因未明疾病的研究提供病因线索。

(3) 确定高危人群

确定高危人群是疾病预防控制中一项极其重要的措施，特别是对慢性病的预防与控制，确定高危人群是早发现、早诊断、早治疗的首要步骤。

(4) 评价疾病监测、预防接种等防治措施的效果

在疾病监测、预防接种的实施过程中，通过在不同阶段重复开展现况调查，既可以获得开展其他类型流行病学研究的基本资料，也可以通过对不同阶段患病率差异的比较，对防治策略、措施的效果进行评价。

二、分析流行病学

与描述流行病学不同，分析流行病学最重要的特征是在研究开始前的设计中就设立了可供比较的2个或n个组（或时间段），用于检验危险因素的假设或用来筛选危险因素。分析流行病学主要包括病例对照研究和队列研究。

（一）病例对照研究

病例对照研究是分析流行病学方法中最基本、最重要的研究类型之一。病例对照研究是以确诊的患有某特定疾病的患者作为病例，以不患有该病但具有可比性的个体作为对照，通过询问、实验室检查或复变病史，搜集研究对象既往各种可能的危险因素的暴露史，统计并比较病例组与对照组中各因素的暴露比例，经统计学检验，若两组差别有意义，则可认为因素与疾病之间存在着统计学的关联。在评价了各种偏倚对研究结果的影响之后，再借助病因择断技术，推断出某个或某些暴露因素是疾病的危险因素，从而达到探索和检验疾病病因假说的目的。这是一种回顾性的、由结果探索原因的研究方法，是在疾病发生之后去追溯假定的病因因素的方法，是在某种程度上检验病因假说的一种研究方法。

（二）队列研究

队列研究是在一个特定人群中选择所需的研究对象，根据目前或过去某个时期是否暴露于某个待研究的危险因素，或其不同的暴露水平而将研究对象分成不同的组（如暴露组和非暴露组、高剂量暴露组和低剂量暴露组等），随访观察一段时间，检查并登记各组人群待研究的预期结局的发生情况（如疾病、死亡或其他健康状况），比较各组结局的发生率，从而评价和检验危险因素与结局的关系。如果暴露组某结局的发生率明显高于非暴露组，则可推测暴露与结局之间可能存在因果关系。在队列研究中，所选研究对象必须是在开始时没有出现所研究的结局，但在随访期内有可能出现该结局（如疾病）的人群。暴露组与非暴露组必须有可比性，非暴露组应该是除了未暴露于某因素之外，其余各方面都尽可能与暴露组相同的一组人群。

队列研究的主要目的包括检验疾病病因假设、评价预防措施、研究疾病自然史以及新药上市后监测。

三、实验流行病学

（一）基本原理

在实验室中，当我们想了解某因素是否引起某效应时，可通过建立实验进行验证。在实验室，通过设立同等条件下的对照组和实验组，对实验组施加某特定因素并观察效应的发生。由于严格的条件控制，如果两组结局不同，则这种不同可归因于所施加的因素。在人群中进行的实验研究也是应用相同的原理，但只有这种因素引起的效应有益于人健康的改善，实验才可继续进行；反之，则是违背伦理的。在实验流行病学研究中，研究对象被分为两组或多组，分别接受不同的干预（处理或对照）措施，随访观察一段时间，然后比较各组的某（些）结局或效应。

（二）实验流行病学研究的类型

一般根据不同的研究目的和研究对象，可把流行病学实验研究分为临床试验、现场试验和社区试验三类。临床试验是以患者为研究对象的实验研究，常用于评价药物或治疗方法的效果。现场试验是在实地环境下进行、以自然人群作为研究对象的实验研究，常用于评价疾病预防措施的效果，如评价疫苗预防传染病的效果。临床试验和现场试验的干预单位都是个体，即干预措施是具体分配到每个个体的。社区试验也被称为社区干预项目，是以社区人群整体作为干预单位的实验研究，常用于评价某种预防措施的效果。

四、常见流行病学研究方法的优点及局限性

上述流行病学研究方法在探讨许多疾病的病因和健康问题的影响因素中起着重要的作用，但每种研究方法均具有其自身的优点和局限性。下面介绍几种常见流行病学研究方法的优点和局限性。

（一）现况研究的优点与局限性

现况研究有许多优点。例如，抽样调查时，从一个目标人群中随机地选择一个代表性样本进行暴露与患病情况的描述研究，研究结果有较强的推广意义。现况研究是在资料收集完成后，将样本按是否患病或是否暴露来分组，形成来自同一群体的同期对照组，结果有很好的可比性。

与分析性研究不同，在进行现况研究时，疾病或健康状况和某些因素或特征的资料是在一次调查中得到的，它们（即因和果）是并存的，因此现况研究只能对病因分析提供初步线索，而不能得到病因关系的结论。现况调查得到的是某一时点是否患病的情况，因此不能获得发病率的资料。此外，在一次现况研究过程中，部分研究对象如果正处在所研究疾病的潜伏期或者临床前期，则极有可能被误判为正常，低估研究群体的患病水平。

（二）病例对照研究的优点和局限性

病例对照研究相对省力、省钱、省时间，能充分利用资料信息，易于组织实施，对研究对象一般没有伤害。特别适用于罕见病的研究，有时往往是此类研究

的唯一选择。病例对照研究可以同时研究多个因素与某种疾病的联系，特别适用于探索病因的研究，它还可用于预防效果评价等方面的研究。然而，病例对照研究也有其局限性。它不适用于研究人群中暴露比例很低的因素，这样需要很大的样本量；选择研究对象时很难避免选择偏倚，而获得既往信息时又难免回忆偏倚；信息的真实性难以保证，暴露与疾病的时间先后难以判断。此外，病例对照研究不能测定暴露组疾病的发病率和死亡率。

（三）队列研究的优点和局限性

队列研究中的人群定义明确，选择偏倚较小，暴露因素作用与疾病的时间关系清楚，可直接计算发病率和相对危险度，可同时观察一种暴露与多种疾病的关系，适合评价某种罕见暴露因素对人群的影响。队列研究的缺点是耗时，耗人力、财力，随访过程长，易产生失访，不适合研究罕见疾病。

（四）实验流行病学研究的优点和局限性

与描述性研究相比，实验流行病学的明显优点是能够检验病因假设。与分析性研究相比，虽然两者都能用来检验病因假设，但实验性研究的检验能力比分析性研究要强得多，主要是因为它可以通过随机分组、双盲和使用安慰剂等方法有效控制偏倚和混杂。实验流行病学研究的局限性为：时间、人力、财力花费较大；有时选择病例有一定的局限性；标准化的干预措施可能不能用于日常推广；安慰剂使用不当时会影响患者的治疗，涉及医德问题；常常只研究一个干预因素，而一些观察性研究可以研究多个因素。

第三节　流行病学研究中的偏倚及其控制

一、误差概述

在流行病学研究中，无论采用哪种研究方法，所获得的结果与真实情况均会存在着一定的差异，有时甚至还可能得出错误的结论。这种研究结果和真实情况间的差异叫作误差。流行病学研究的特点就是正确认识误差和排除各类误差的干扰，以使流行病学研究获得既真实又可靠的结论。

误差有两种：一种是随机误差，另一种是系统误差。

（一）随机误差

随机误差也称抽样误差，是指样本值与总体值之间的差异。随机误差是由于被测量的生物现象的随机变异而产生的。随机误差虽然是不可避免的，但可以通过合理的设计、正确的抽样和适当增大的样本等而使之减少，但不能完全避免,最后通过统计方法计算并估计其大小。

（二）系统误差

系统误差也称偏倚,是指测量值与总体值之间出现的差异。系统误差是由于研究者或研究的执行者以及研究对象的自身造成测量值与总体值之间的差异。由于这种误差使各测量值呈一定方向的偏离(都偏高或都偏低),故而称之为偏倚。系统误差是人为造成的误差,是可以消除的。在流行病学研究中,研究对象选择的不同、测量仪器的不精确、试剂不纯、操作不符合规范等都是产生系统误差的常见原因。

偏倚是影响研究结果真实性的重要问题,必须认识偏倚的来源及产生的原因,最大限度地减少偏倚的发生,以便取得有价值的研究结果。

二、流行病学常见偏倚及其控制

偏倚可以从很多途径进入流行病学研究,研究对象的选择方法、研究变量的测量方法以及一些未被完全控制的混杂因素,都有可能使研究结果产生偏倚。一般按产生的原因可将偏倚分为三大类,即选择偏倚、信息偏倚和混杂偏倚。

（一）选择偏倚

研究一般不可能包括所有的患病或暴露个体,所以必须选取样本来进行研究。在研究对象的选取过程中,由于选取方式不当,导致入选对象与未入选对象之间存在系统差异,由此造成的偏倚称为选择偏倚。选择偏倚对结果的影响是在选择研究对象时出现了系统误差,人为地夸大或减小了研究因素与疾病之间的关联程度,是研究设计阶段经常出现的错误。

选择偏倚的种类很多,根据其产生的原因,常见的有入院率偏倚、无应答偏倚、失访偏倚、检出症候偏倚、时间效应偏倚等。

控制选择偏倚的方法主要是严密掌握对象选取的各个环节,注意选取对象的代表性,避免有问题的选取方式,严格掌握对象的纳入与排除标准,以及增加应答和减少失访等。

（二）信息偏倚

研究对象选取后,就要进行信息采集。信息偏倚又称为测量偏倚或观察偏倚,是指在收集资料阶段对各比较组所采用的观察或测量方法不一致,使各组所获得的信息存在系统误差。各种类型的流行病学研究中都可发生信息偏倚,可来自研究对象、研究者本身,也可来自测量仪器、设备、方法等。信息偏倚的表现是使研究对象的某种特征被错误分类,如暴露于某因素者被错误地认为是非暴露者,某病的患者被认为是非患者,研究对象不正确地反映某些信息致使研究者判断错误等。信息偏倚的种类很多，常见的有回忆偏倚、调查偏倚和测量偏倚。

为了减少错误分类以及改善测量的准确性，应尽可能采用盲法收集资料，尽量采用客观指标或记录，以及利用其他来源的信息加以核查。另外，研究者们正在越来越多地使用生物学标记物，以测量易感性、内暴露（实际进入体内）剂量或生物学效应（剂量）等。

（三）混杂偏倚

混杂偏倚是指暴露因素与疾病发生的相关（关联）程度受到其他因素的歪曲或干扰。导致混杂产生的因素称为混杂因素，也称为外部因素，是指与研究因素和研究疾病均有关，若在比较的人群中分布不均，可歪曲（夸大或缩小）研究因素与疾病之间真正联系的因素。某一外部因素若要对暴露因素与疾病之间的联系产生混杂作用而成为混杂因素，必须同时具备以下三个基本特征：① 混杂因素必须是所研究疾病的独立危险因素；② 混杂因素必须与所研究的暴露因素存在统计学联系；③ 混杂因素不应是暴露因素与疾病因果链中的一个环节或中间变量。

混杂偏倚在设计阶段可以通过配比、随机化分配或限制进入（选择混杂因素的某个层的对象）等方法来控制。混杂偏倚在统计分析阶段可采用标准化率分析、分层分析和多变量分析等来控制。

第四节　定性研究

定性研究是探索性研究的另一种主要方法。调研者利用定性研究来定义问题或寻找处理问题的途径。在寻找处理问题的途径时，定性研究常常用于制定假设或是确定研究中应包括的变量。有时候，定性研究和二手资料分析可以构成调研项目的主要部分。因此，掌握定性研究的基本方法对调研者来说是很必要的。

一、定性研究的概念

定性研究亦称为质性研究，是一个发现问题的过程，主要回答事件“为什么”会发生。定性研究为研究者提供一种特殊的技术以获得人们想法、感受等方面的较深层次的信息，所收集到的资料较为全面，是一种较好的、有时也是唯一可以应用的收集资料的方法。研究者常常把定性研究与定量研究结合起来运用，并对定量研究的结果进行补充。

定性研究主要用于以下几个方面：① 通过定性研究，研究者可以了解自己不知道或不了解的有关目标人群的语言和行为范围；② 可以探讨人们行为、情感、思想等领域里的一系列问题，了解这些问题的变化范围，为定量研究的问卷设计提供必要的信息；③ 可以帮助理解和解释定量研究的结果；④ 主要是以开放式的问题或访谈提纲的形式来收集资料。

二、定性研究的特点

定性研究与定量研究比较具有以下特点：① 定性研究不仅是一个收集资料的过程，同时也是一个理论形成的过程。② 定性研究为非干预性研究，定性研究关注特定的现象和社会情景，其目的是深入了解事物或现象的本质和真实状况，不对研究对象进行预测和改变。因此，定性研究无自变量和因变量之分。③ 定性研究要求研究人员深入研究情景，并在此情景中生活或工作相当长时间。④ 定性研究对研究对象的选择具有较强的目的性。⑤ 定性研究在资料收集过程中，可随研究的进展做必要的调整。⑥ 定性研究一般采用访谈法、观察法、档案资料收集法等多种资料收集的方法。⑦ 定性研究一般不事先设计资料收集格式，无特定的资料收集工具。⑧ 定性研究的资料收集与资料分析往往同步进行，它是集收集资料与分析资料于一体的一个连续的过程。

三、定性研究常用方法

在测量一些敏感问题时，尽管有些调查研究者使用了一些定量的测量技术，但总是有其不足之处，而定性研究却有其独到之处。例如，在艾滋病的社会行为研究中，为了全面、客观地理解特定人群的性文化、性行为模式、对 HIV/AIDS 的知识知晓情况、传播和预防观念等方面的信息，为艾滋病的行为干预提供有用的信息等，世界各地的许多研究者在开展定量研究的同时，使用定性研究的方法来探讨该领域的有关问题。目前，在流行病学研究中常用的定性研究方法主要有以下三种。

（一）参与观察

参与观察是指研究者参与到研究对象的生活中，观察、收集和记录研究对象在社区中日常生活的信息。研究者从社会系统的角度来揭开所要进行研究专题的影响因素，观察记录这些因素与其他因素的相互关系及意义。简而言之，参与观察就是将每天的谈话和每天的观察（非结构访谈和非结构观察）记录下来，整理成现场工作笔记，以便分析。

（二）深度访谈

深度访谈是指一个访谈者与一个被访者面对面地进行交谈。个人深入访谈的应用范围并不是很广泛，但在一些特殊的情况下，使用个人访谈非常适合。在调查的主题较复杂或很敏感(如艾滋病、性病的社会行为研究)，或者因为被访者的居住地点很分散以及由于“伙伴压力”等情况，使用个人访谈能更为全面地了解所需的内容，在某些情况下它是唯一可用的研究方法。

（三）专题小组讨论

专题小组讨论是指将一组人聚集在一起，就某一特定的问题进行深入的讨论，如艾滋病的行为研究。它多在一个项目开始以前或实施以后，用于收集基线调查资料或者评价项目的进程和结果。专题小组讨论的参与者所发表的意见并不仅仅代表个人的意见，而是反映了与他们相似的一类人的观点、态度和行为。

四、定性研究的过程

定性研究从实施过程来说，可以分为研究准备阶段、收集资料、整理分析资料以及报告研究结果四个阶段。

（一）研究准备

定性研究的准备包括选择研究对象、确定研究内容、选定调查方法、拟订调查方案、与被调查对象进行接触和交流、为获取真实资料奠定情感基础等方面的内容。定性研究的准备阶段是获取真实、客观、有价值资料的重要基础和条件，因此必须进行周密计划、认真准备，为获取真实、有价值的材料打好基础。

（二）收集资料

实地研究中无论是参与观察还是访谈，收集资料的方式多以文字记录为主。参与观察的资料记录通常是先观察，然后再记录在本子上，或用计算机做记录。观察时应该注意观察行为、现象、人物、事件以及关键人物的关键语言。记录时，最好将研究对象的原话或句子记录下来。

在访谈法中，有正式的和非正式的访谈之分。在正式访谈时，研究者和研究对象事先都有所准备，访谈的问题比较明确。这时，研究者可以征求研究对象的意见，是否可以当场记录或用录音设备记录。如果研究对象不同意，研究者应靠事后回忆进行记录。在非正式的访谈中，往往是从非正式或闲聊开始，事后的记录要仔细和认真，要注意从谈话中找出研究者真正需要的信息资料。记录时，应该将研究者当时的感受、认识、评价等都记录下来，以便日后分析时作为参考。

（三）整理分析资料

定性研究的资料分析与资料收集往往是同步进行的，资料的分析大多以文字形式表现。研究人员对资料进行整理分析的过程是一个分类、推理、解释的过程。该过程包括以下方面：

(1) 将录音资料转化为书面文字资料。

(2) 资料的整理包括对所形成的文字资料的反复阅读、回忆观察情形、反复听取录音、反复观看录像，以求真正把握各种信息资料所反映的真实情况。

(3) 整理定性资料时，要设计资料分类索引，以此对资料进行分类，并对所确定的类别进行命名。

(4) 在分类纲要设计好后，可按照纲要的具体要求进行资料的分类编码。

(5) 在对研究对象、行为、事件之间的相互关系等因素进行深入分析的基上提炼出研究的主题，并形成基本观点。

(四) 报告研究结果

当资料收集、整理与分析后，最后的工作就是形成研究的结果，以便与同行交流，或推广研究成果。一般是用研究报告的形式将研究结果展现出来。

五、定性研究的优点和局限性

(一) 定性研究的优点

1. 研究问题

深入、广泛定性研究是在一种自然状态下进行的，研究者与研究对象之间的关系是一种自然状态下的关系，没有任何干预因素。这种关系特别适用于研究那些不可能或不方便用问卷调查的社会现象或社会行为，如研究对象对一些问题的深层次观点、情感反应。这是定性研究优于定量研究之处。

2. 研究的耗费少

与定量研究相比，定性研究所用的费用相对较少，所需的技术设备简单，而获取的信息则较丰富。它可以用很多生动、翔实的事例来对某一概念进行诠释。

3. 研究方法灵活

实地研究的研究设计可以随着研究的进展而不断地加以修改和完善，在研究过程中依据具体的情况来改变研究对象，甚至修改研究目标。与事先有详细设计的定量研究相比，定性研究的研究方法显得灵活，而且事先的准备工作要少一些。

(二) 定性研究的局限性

1. 易受观察者思想基础的制约

定性研究所获得的资料易受到观察者或研究者个人的知识、背景等限制，这给结果的解释带来了较大的误差。

2. 研究所需时间较长

定性研究的性质决定了其研究期限较长。参与观察少则数月，多则数年。这样长的研究期限对研究者本人和研究对象来说都是一个很大的障碍。因此，对一些需要在特别短时间内完成的项目，不可能使用定性研究方法。

第五节　医学统计学基本概念及应用

统计是人文教育的一环，是人人应具有的基本的思维能力，更是探索世界的方法。统计作为一种强有力的定量分析方法，在社会、经济、政治、生活等领域得到了广泛的应用，发挥着日益重要的作用。大至国家的宏观决策，小至企事业单位的微观管理，都离不开统计的应用。医疗领域的专家必须有统计知识，才能了解医学研究报告的内容；老百姓只有了解统计，才能知道民意调查和消费者物价指数到底是怎么回事。在资讯充斥的年代，不懂统计，就无法懂得世界如何变化。统计学的思想和各种统计数据对政府、社会乃至日常工作和生活都产生着直接的影响，这种影响远远超乎我们的想象。

统计学在医学研究领域的应用称为医学统计学。在医学实践中，运用数理统计学的原理与方法对医疗、科研等的资料进行收集、整理和分析，通过多次观察得到大量的统计资料后，利用统计方法探索其内在的数量规律，揭示资料隐含的必然性和偶然性，即统计的作用是用较少的投入揭示随机现象的规律性。

医学统计学是公共卫生及公共卫生管理专业的核心课程，是医学各专业、各层次学生的公共必修课，是医学科研的方法学和工具课。医学统计学在整个医学教育和医学生培养过程中具有重要地位和作用。

一、统计工作的基本步骤

在统计设计的基础上，对数据收集、整理、分析以及对分析结果的正确解释和表达是医学统计学的基本内容以及统计工作的基本步骤。统计工作的几个步骤紧密相连、不可分割，任何一步的缺陷都将影响整个研究结果。

（一）研究设计

研究设计是在保证科学性、可重复性和高效性的前提下，为验证研究假说而进行的总体规划和周密安排，是医学统计工作的重要内容和首要环节。它包括专业设计和统计设计两部分内容。研究设计是在广泛查阅文献、全面了解现状、充分征询意见的基础上，在进行统计工作之前，对将要进行的研究工作所做的全面设想，如对研究的目的和意义何在，什么是研究总体，如何抽取研究对象，如何确定样本含量，需要收集哪些原始资料，如何获取这些资料，需要设置哪些指标来观察研究结果，如何对资料进行统计分析，估计可能出现哪些误差，如何控制误差和偏倚，预期会得到什么结果，需要多少经费和时间等问题都需要周密考虑和统筹安排。

医药卫生研究按照是否对研究对象施加干预措施常区分为观察性研究和实验性研究两大类，前者又可区分为横断面研究、病例对照研究和队列研究，后者可根据研究对象的不同区分为动物实验、临床试验和社区干预试验。对于不同研究设计所获得的数据，采用的统计分析方法常常是不同的，所得研究结论也存在差异。因此，研究的统计设计和统计分析是统计学不可分割的两个重要组成部分。

（二）收集资料

收集资料就是根据研究目的、设计方案，通过合理可靠的手段和渠道获得及时、准确、完整的原始数据。资料的来源是多方面的，大致可分为以下几类：① 统计报表，如国家法定的有关卫生工作报表、传染病报表、职业病报表、医院工作报表等；② 日常工作记录，如医院的病例、经常性卫生监测记录、健康检查记录等；③ 专题调查或实验，指针对某个专题做的调查或实验研究所收集的资料。

统计是从数据中找出信息，并做出结论。所以，数据从何而来非常重要，任何统计研究中最重要的事，就是数据的来源。所以，如何获得真实的数据显得尤其重要。对于不准确或不可靠的数据，统计分析所得出的结论常常是站不住脚的，甚至会误导读者。

（三）整理资料

整理资料是对收集的原始资料做进一步的归类整理，通过科学的分组和归纳，使原始资料系统化、条理化，便于进一步计算统计指标和分析。整理资料的过程既包括对原始数据的检查与核对（即对原始资料进行逻辑审查、技术审查和完整性审查），又包括对变量进行“深加工”（如根据实际情况和统计分析要求，对数据进行变量变换、拆分、合并、加权、排序等操作），还包括对原始数据进行合理分组并归纳汇总。

（四）分析资料

数据的统计分析主要包括统计描述和统计推断两个方面的内容。统计描述主要是运用一些统计指标（如均数、标准差、概率等）以及统计表和统计图等，对数据的数量特征及分布规律进行客观的描述和表达，不涉及样本推断总体的问题。而统计推断是在一定的置信度或概率保证下，根据样本信息去推断总体特征，通常包括参数估计和假设检验两个内容。参数估计是指用样本指标推断总体相应的指标，如根据部分城市人群的糖尿病患病率去估计整个城市的糖尿病患病率；假设检验是指由样本之间的差异推断总体之间是否可能存在差异，如糖尿病治疗药物在两组的疗效存在一定差别，假设检验回答这种差别是机会造成的（抽样误差引起）还是真实存在的。

二、统计学的几个基本概念

（一）变量及其类型

变量是观察单位的某种特征或属性，变量的观测值就是所谓变量值。根据变量值的获取方法把变量分为定量变量（或计量变量）和定性变量（或分类变量）两种类型。识别变量的类型非常重要，因为不同类型的变量需要用不同的统计学方法去分析。

定量变量是指通过度量衡的方法测量每个观察单位的某项研究指标的量的大小，得到的一系列数据资料。它的特点是有度量衡单位，如调查某地某年 7 岁女童的身体发育状况，每个人的身高（cm）、体重（kg）、脉搏（次/min）、血压（kPa）等均属定量变量。

定性变量是指将全体观测单位按照某种性质或特征归类，然后再分别清点各类观察单位的个数。它的特点是没有度量衡单位，多为间断性资料。定性变量根据各类别之间有无程度差异或等级差别分为无序分类变量和有序分类变量。所谓无序分类变量，是指其取值的各类别之间无程度大小的差别，分为二项分类变量和多项分类变量。二项分类变量，如男性与女性、阴性与阳性、转移与无转移等；多项分类变量，如人群血型和职业分类等。所谓有序分类变量，是指其取值的各类别之间存在程度上的差别，给人以“半定量”的感觉，因此也称为等级变量，如疗效、尿蛋白、文化程度等。

上述对变量类型的区分在统计学中至关重要，因为它在很大程度上决定了统计分析方法的选择。但变量的类型并不是一成不变的，可以根据需要进行转换。例如，测量一组 18～45 岁成年人的血压值，可以把这些血压值根据高血压的诊断标准划分为低血压、正常血压、轻度高血压、中度高血压以及重度高血压，这就把定量变量转换成了等级变量。此外，还可以直接把血压值划分成正常和异常两类，这是定量变量和二项分类变量之间的转换。这种变量的转换通常具有方向性，一般从定量到等级变量，再到定性，但须知这种转换后的数据，其信息量将减少。另一方面，为了对定性变量进行统计学处理，往往需要对其进行编码，如性别的编码（男为 1、女为 0）。这里需要再次强调，变量类型的区分也与分析的基本单位有关。例如，发病与否的问题，若以人为基本测量和分析单位，它是二项分类变量；但若以乡为基本测量和分析单位，发病率则为定量变量。

（二）总体与样本观察

单位，亦称个体，是统计研究中的基本单位。总体中的个体既可以是人，也可以是其他个体（如动物、家庭、学校、工厂、地区等），还可以是一个器官、一个细胞等。根据研究目的确定的所有同质观察单位中，某种观察值（即变量值）的全体称为总体。例如，调查某地 2010 年正常成年男子的血红蛋白含量，则观察对象是该地 2010 年的正常成年男子，观察单位是每个人，观察值是每个人测得的血红蛋白含量，该地 2010 年全部正常成年男子的血红蛋白含量就构成一个总体。总体一般有无限总体和有限总体之分。无限总体指总体中的个体是无限的，没有时间和空间的限制。如研究药物疗效，某病患者就是无限总体。有限总体指总体中的个体是有限的，它是指特定时间、空间中有限的研究个体。在医学研究中，多数情况总体是无限的，直接研究总体是不可能的。即使是有限总体，直接研究总体既无必要，有时也不可能，能研究的通常只是其中的一部分，这个部分就是样本。

样本是根据随机化的原则从总体中抽取有代表性的部分观察单位的观测值的集合，如在某地 2010 年正常成年男子中，随机抽取 200 人，分别测得其血红蛋白含量就组成样本。

（三）参数和统计量

根据总体观测值计算出来的反映总体特征的指标称为参数。参数一般是未知的，常用希腊字母表示。值得注意的是，总体被确定之后，不管是否确切知其大小，总体参数就是一个常数，是不会变化的；而统计量几乎总是随着样本而变的。通常参数是未知的，而统计量则可以通过抽样研究得到，故统计学通常用统计量估计参数（即进行参数估计）。

（四）抽样与抽样误差

从总体中抽取部分个体组成样本的过程称为抽样。在抽样研究中，同质总体中的个体间存在差异（即个体变异），因而从同一总体中随机抽取若干份样本，描述样本的统计指标（即统计量）与描述总体的统计指标（即参数）往往存在着差异，这种由个体变异产生的、随机抽样引起的样本统计量与总体参数间的差异称为抽样误差。在抽样研究中，抽样误差是不可避免的，但其大小可以通过样本统计量的抽样分布进行估计。抽样误差越小，用样本推断总体的精确性越高。

（五）概率和小概率事件

概率是统计推断中最为重要的概念之一，它是描述随机事件发生可能性大小的一个数值。医学研究的现象大多数是随机现象，如用相同的治疗方法，患者的疗效可能有死亡、无效、好转、治愈。对于一个刚入院的患者，治疗结果是哪一种是不确定的，每种可能的结果都被称为随机事件。事件 A 发生的概率用 $P(A)$表示，概率取值界于 0 与 1 之间。如果某事件不可能发生，其发生概率为 0；如果某事件肯定要发生，那么其发生概率为 1。当某事件发生的概率小于或等于 0.05 时，统计学习惯上称该事件为小概率事件，其含义是该事件发生的可能性很小，进而可以认为它在一次抽样或一次观察中不可能发生，这就是所谓的小概率事件原理，它是进行统计推断的重要基础。

三、统计方法的选择与统计分析的步骤

（一）统计方法的选择

统计学知识贯穿医学科学研究的整个过程，包括研究设计、数据的收集、整理和统计分析。而统计分析方法的正确选择在数据处理中至关重要。在实际应用中，如何选择恰当的统计方法分析资料，常常是最为重要、最为棘手的问题。在实际工作中，只有根据医学研究目的、设计类型、资料性质、样本大小和分析过程中所遇到的各种实际情况等，并结合专业方面的知识来恰当地选择和运用统计分析方法，才能做出正确的、符合实际的结论。在研究方案制订时选择何种统计分析方法主要取决于以下几个因素：① 变量类型（定量变量、无序分类变量及等级变量）。正确识别变量的类型是合理选用统计分析方法的前提。由于变量类型判断错误而导致误用统计分析方法的教训并不少见。区别定量变量与定性变量的关键是看每一个具体的取值是否由每一个观察单位自身的观测结果计算得到。若是，则该变量为定量变量；反之，则为定性变量。② 设计类型。对完全随机设计的数据进行统计分析时，应选择两样本（成组）的 t 检验、单因素（完全随机设计）方差分析、两样本 Wilcoxon 秩和检验或多样本 K-W 秩和检验等统计方法；而对于配对或配伍设计的数据，则应选择配对 t 检验、随机区组设计的方差分析、配对秩和检验（Wilcoxon 秩和检验）或配伍设计的秩和检验（Friedman 秩和检验）等统计方法。③ 是否满足检验方法所需的前提条件。应用参数方法进行假设检验往往要求数据满足某些前提条件。实际应用时，必须根据研究目的、资料的性质以及所要分析的具体内容等选择适当的统计分析方法，切忌只关心数值的大小，而忽略统计分析方法的应用条件和适用范围。如果不满足参数检验的前提条件，可采用非参数检验的方法。④ 样本含量。根据样本含量的大

小选择不同的统计分析方法，如同样是两样本均数的比较，对小样本采用 t 检验，而对大样本采用 z 检验。⑤ 对比组数。根据是单样本、两样本或多样本采取不同的统计分析方法，如同样是均数间的差异比较，根据对比组数不同而采用单样本 t 检验、两样本均数比较的 t 检验及方差分析等不同的方法。此外，还要根据反应变量是单变量、双变量还是多变量以及影响因素是单因素还是多因素而选择不同的统计分析方法。

循着上述基本思路进行综合判断，对于一个特定的资料，选择一个恰当的统计方法并非一件非常困难的事情。在实际工作中，遇到的实际问题可能并非如此简单，须结合专业知识和所要分析的具体内容加以综合考虑和仔细判断，有时须对各种统计方法加以综合运用。

统计分析中存在的主要问题有如下几点：① 忽视各种统计分析方法的应用条件，如对偏态分布的资料采用 t 检验或方差分析；② 混淆完全随机设计与配对(或配伍)设计类型，如成组 t 检验与配对 t 检验的误用、四格表资料的误用；③ t 检验误用于多组资料的比较；④ 相对数的误用，如构成比和概率的混淆；⑤ 数据的分组方法不合理；⑥ 缺失数据的处理不恰当；⑦ 忽视对协变量效应的控制；⑧ 在多因素分析中分类变量未转换为哑变量；⑨ 多因素分析中未进行模型拟合度的检验等。

（二）统计分析的步骤

医学科研数据统计分析大致分以下四个步骤：① 数据整理，主要进行数据质量的核查、异常值的处理，考察数据分布特征及变量转换等，以及看数据是否符合特定统计方法所要求的条件。如计算均数和标准差要求数据基本上呈正态分布，方差分析要求各组方差的差别不宜过大等。② 统计描述。按分组因素或控制因素分组计算反应变量的基本统计量，如均数、百分率、标准差、标准误差等，得出资料的大致轮廓和进一步分析方向。结果的表达方式主要是统计图或统计表。③ 统计推断。选择和运用恰当的统计方法做详细分析，如均数间的差异比较进行 t 检验或方差分析、反应变量间的相互关系进行相关分析、反应变量与解释变量的依存关系拟合各类回归模型等。④ 结果表达。将各种分析结果简单明了地表达出来，为专业上的分析讨论提供统计学背景。

四、统计学的一些重要观点

（一）5%的显著水平并非“魔术指标”

显著性检验的目的是要描述样本所提供不利原假设的证据有多强，P 值是下结论的主要依据。在“显著”和“不显著”之间并没有清楚的界线，只是在数值越来越小时，我们就有越来越强的证据而已，在拒绝无效假设时越理直气壮一些。0.049和0.051这两个P值，并没有多少实质的差别。通常把$P \leqslant 0.05$当作“显著水平”的全球性标准。5%这个节点是人为规定的，并非“魔术指标”。

（二）任何高级的统计分析方法都不能弥补统计设计的缺陷

正确运用统计方法的前提是良好的研究设计。如果试验前没有良好的设计或者设计存在缺陷，那么即使使用高级的计算机和复杂的统计分析方法处理数据，也只能得到错误的结论。对于医学研究者来说，统计问题咨询应该在一个研究项目开始之前，而不是在研究数据出来以后。一种常见和普遍的误解是：统计分析是在试验完成后才考虑的问题。经常会遇到这样的情形：研究人员在研究结束后拿着数据咨询统计学专业人员或请其帮忙分析，但其研究的统计设计却存在着缺陷甚至严重错误，而且他们往往不考虑研究目的、资料类型以及统计方法的前提条件等有关统计方法选择的问题。需要强调的是，没有科学严谨的统计设计，数据的收集以及分析常常是没有价值的。对于不准确或不可靠的数据，试图寻求统计方法加以弥补亦是徒劳无益的。

（三）小心潜在变量

两个变量之间的关联，大部分可以由隐藏在背景中的一些变量解释。比如有报告指出，比起受教育少的民众，受教育多的民众收入要多得多。这个研究报告说明两个变量之间的关联，并且引导我们推断出“想要有钱要多读点书”的信息。但是我们应该先问问：是不是有其他隐藏在“受教育程度”这个变量之外的其他因素可以解释这个事情？受教育多的人和受教育少的人相比，相对来说他们的父母受的教育较多、家境较好，他们在较好的环境中长大，上较好的学校，这些有利条件让他们得到更多的教育，而即使他们不受这么多教育，这些与生俱来的有利条件也可能帮他们赚更多的钱。所以，一个好的研究设计应该尽可能地考虑很多潜在变量，从而更合理地解释现象。

第四章 公共卫生伦理

公共卫生已经成为发展中国家面临的一个突出问题。长期以来,人们一直相信医学科学对付疾病的力量,认为只要发现传染性流行病发病的特殊微生物学机制,便可以找到对付它们的“神秘子弹”。然而,这种依赖医学发展来完成公共卫生目的的看法忽视了对公共卫生伦理的探讨。

事实上,公共卫生具有一种伦理本质,这不仅因为它要从更为根本的方面思考决定健康的社会因素,也因为它要求通过群体和整个人口的努力来实现自身的目标。公共卫生属于伦理领域,因为它不仅关系到对于社会中疾病出现的解释,也关系到这一状况的改善。此外,公共卫生也涉及整体性的目标,表达了全体人民精诚团结面对死亡和疾病的愿望,公共卫生要通过它所服务的人口健康状况来衡量自己的进步。

公共卫生伦理是公共卫生体制、公共卫生政策和立法的基础,无论在国内还是国外伦理学领域,它都是一个新课题。公共卫生伦理不仅是一种社会伦理,也关系到每个人的道德选择。

第一节 公共卫生伦理的学科定义与学科性质

公共卫生伦理是20世纪末和21世纪初在西方社会诞生的一门新学科。它产生于生命伦理学的襁褓之中,是生命伦理学在新世纪的新发展,也是国际生命伦理学研究的新方向。作为一门新兴的交叉学科,学术界对公共卫生伦理的定义和学科的性质也有着不同的看法和争论。

一、公共卫生伦理的定义

如同公共卫生概念一样,学术界对于什么是公共卫生伦理也有不同的理解。

总体来看,公共卫生伦理有两大层面:其一为学术理论层面,研究公共卫生伦理作为一门学科的思想学术基础和理论框架,以及研究论证的方式和方法,包括一个国家和社会公共卫生伦理理论体系与伦理原则,并着力探讨如何把这些研究成果直接用于指导社会公共卫生实践的方法论；其二为实践、规范以及体制和政策层面，研究公共卫生实践中的所有伦理问题。在这方面，最为基础性的研究是对“公共卫生实践伦理分析框架”的探讨。21 世纪以来，西方学者一直致力于从不同方面思考这一框架的设计，如一些学者注重对公共卫生规划、体制及政策的伦理含义的思考，认为公共卫生决策上要以公正的程序来达到合理的决定，并要求关注对弱势群体的研究，尤其是公共卫生资源和服务的公平分配问题。另一些学者则注重研究在日常公共卫生实践决策中的道德思考，如强调要从利益相关者的角度，把伦理冲突置于问题之中，设想多种解决方案，找到改进现有和未来实践方法等方面来思考。还有一些学者强调，在公共卫生决策中最为重要的是能够发现公共卫生实践中潜在的伦理问题，尽量缩小伦理冲突的可能性。这包括从人口层面确定所计划行为的功效；为行为的必要性和有效性提供证据；建立目标和所计划实施策略的公平性；提供可说明性；评价与所计划行为相关的被期望的有效性和花费；考虑政治上的可行性和社会的接受性。

二、公共卫生伦理的学科性质

公共卫生伦理的学科性质与其使命相关，而对于这一使命，不同学者的看法也不尽相同，一些人把公共卫生伦理看成一种项目评价的分析工具，另一些人依据更广泛的伦理理论来描述它——社群主义、自由主义和功利主义。一些人把公共卫生伦理理解成为一连串的道德概念和规范，为理论、方法和案例保留空间的各种被称为价值、原则和准则的东西。公共卫生伦理能够被区分为各种不同的部分：职业伦理学、应用伦理学、倡导伦理学、批评伦理学以及伦理学条例。

由此可见，作为一门新学科，公共卫生伦理的学科性质可以从不同方面来揭示：它既属于一门在当代公共卫生实践中发展起来的应用伦理学，也是一门研究公共卫生专业人士道德行为规范的职业伦理学；既是传统医学伦理学在当代公共卫生领域的新拓展，也是当代生命伦理学研究的新方向和新层面——人口健康层面的生命伦理学研究。同时，作为一门新兴的交叉学科，对每一公共卫生伦理理论和实践问题的研究都需要具有跨学科的知识背景和学术视角。

第二节 公共卫生研究的方法

从学科意义上说，公共卫生伦理的研究目的与公共卫生的使命是一致的，那就是保证人口的健康，为促进公众健康、预防疾病、减少风险和伤害提供伦理支持。这一目的也决定了公共卫生伦理研究需要借鉴多学科研究方法来开拓与建构自身研究的方法论特点。

作为一个跨学科的领域，公共卫生旨在用科学、教育、社会科学、经济学、管理学和信息技术促进个人和社会的福利。公共卫生研究需要使用不同的方法，如定量、定性、描述以及分析等方法。与之相应，公共卫生伦理的研究方法既有与之交叉的部分，也有相对独立的部分。可以把公共卫生伦理的研究方法分为一般研究方法和公共卫生实践中的道德推理方法。

一、公共卫生伦理的一般研究方法

（一）跨学科研究方法

公共卫生伦理的研究方法与公共卫生研究方法密切相关，它实际上是在公共卫生研究范围和方法中加入一种伦理的维度，进行伦理价值观的思考、争论和评价。无论对于公共卫生领域还是伦理学来说，公共卫生与伦理学研究方法的结合都会使各自的学科进入一个新的思维领域，使这两个不同的学科领域得到前所未有的拓展。同时，对于公共卫生伦理学问题的分析和解决，仅仅凭借一门伦理学学科是不够的，必须汲取相关学科研究成果寻求解决问题的思路和途径。在一些西方国家，通常联系法律来讨论公共卫生领域的伦理学问题，以至于在一些美国学者看来是美国的法律而不是哲学或者医学，对美国生命伦理学的日程、发展和现状负起主要责任。

（二）理论与实践相结合

作为一门实践性很强的应用伦理学学科，公共卫生伦理必须深入公共卫生实践中识别、研究和解决伦理学问题。例如，当面临诸如肺结核、通过性传染的疾病或者艾滋病等传染病时，我们必须思考能够从哪些方面提出伦理学问题，由于这些疾病本身的传染性，我们会意识到患者的隐私权和保守秘密问题，并进而提出个人权利与公众健康权利的冲突问题。此外，在研究这些疾病的病程、治疗及药物、基因学和生物技术等时也会遇到一系列伦理学问题，如研究的“适当性”、弱势人群的参与以及知情同意等问题。同时，这些传染病也关系到医疗保健资源的分配，关系到由谁来获得什么样的医疗保健、什么时候以及为什么等问题。公共卫生伦理发展的历史也表明，理论与实践相结合的方法是公共卫生伦理研究的基本方法。公共卫生实践提出许多伦理学问题，而对于这些问题的研究成果反过来也可以直接应用到公共卫生实践中去。

（三）案例研究法

案例研究法也是公共卫生伦理的基本研究方法。在公共卫生实践中，要根据不同的道德困境和案例总结出解决问题的方法。有时，提供一种解决问题的方法比给出一个“正确”回答更有效。面对复杂的道德冲突，要说明一个尚未得到充分讨论的问题，最好的方法是案例研究，好的案例可以为解决类似的伦理困境提供借鉴。然而，在采用案例研究法过程中，我们是先前案例的应用者，也是新案例的编辑者。当编辑新的案例时，也会遇到一系列价值选择问题：为什么目的来剪裁和编辑案例？为谁来建构和解释案例？通过这些案例将向人们传达什么内容？这些案例研究将如何为促进公共卫生提供伦理价值导向，进而影响到社会的公共卫生政策和人口健康水平的发展？

（四）在全球伦理背景下进行研究

公共卫生始终要在全球伦理背景下讨论。这是因为人们生存的地域是不断变化的，而疾病和病毒是没有国界的。每个社会的存在都依赖于与维持自己生存的那部分自然的对话与关系，取决于自身认识和把握这部分自然的能力。每种文化中人们不仅要保护自己，免受自己周围的气候、地形、植物和动物以及疾病的侵害，也要以公正与关怀之心把自己对健康生活方式的选择传递给他人。同时，疾病是通过各种社会实践活动传播的，每时每刻，全世界的人们都在不同的地方流动，疾病和病毒也将随着这种流动传播到世界各地。因而，公共卫生伦理研究不应仅仅着眼于一个国家和一个地域，而应当有一个全球的视角——全球公共卫生伦理。公共卫生伦理也是当前伦理学走向世界和全球化的一个途径。一些国外学者强调，公共卫生伦理学的未来方向是全球健康伦理学，需要从健康角度探讨全球公正等问题。1996 年，由来自 15 个国家的百余名学者启动了一个"全球健康公平性动议"的研究项目，这一历时 3 年的研究有 5 个宗旨：提出健康公平性的概念与价值观；为健康研究和政策制定提供方法和工具，以便有助于分析在健康方面是否达到公平的目标；鼓励在发展中国家进行关于健康不公平性的经验研究；为预先的辩护、政策和方案奠定科学基础；通过为决策者提供知识以及具体建议来在社会的各个层面减少在健康方面的不公平行为。这类研究及成果可以为我们在全球化背景下讨论公共卫生伦理问题提供资源和途径。

二、公共卫生实践中的道德推理方法

除了前面探讨的在建构"公共卫生实践伦理分析框架"时所需要思考的道德因素之外，人们（尤其是公共卫生专业人士）在面对公共卫生实践问题时，还需要掌握一些基本的道德推理方法。而所谓的道德推理包括对于伦理疑问和问题的审慎思考，以及在判断或者理性分析的帮助下做出一个道德决定。在这些审慎思考中，我们有时通过应用道德准则和原则证明特有的道德决定和行为是正确的，而这些准则和原则转而又通过伦理学理论得到证明。一个决定或者行为，以及伦理准则和原则常常用来建构一种伦理理论,或者可能由一种伦理学理论得到辩护,抑或由准则或原则的结合体得到辩护。显然,不同的社会和文化应当使用不同的伦理资源来完成这一工作,例如在当代西方社会,至少公共卫生专业人士需要熟悉一些道德推理的方法。在新近的生命伦理学文献中,一直存在着关于道德推理不同探讨的激烈争论。具体说来,基于原则的探讨要求利用各种伦理原则进行推理,最常用的伦理原则是公正、仁慈、不伤害和自主性原则;基于案例的探讨强调求助于现实案例进行类比推理;而基于道德准则的探讨强调要建立一种能够把握公共卫生伦理判断的公共体系。在我国伦理文化背景下,在对公共卫生实践问题进行思考时,应当充分体现出儒家的"仁"和关怀原则,在义与利的取舍上不仅要体现出对于每位公民道德权利的尊重,也要重视群体的利益和公共卫生的价值。公共卫生及其伦理实践的内在善是一种社会和群体的善,因而不同社会和文化对公共卫生实践的伦理期待都基于对这种内在善的认识。

即便人们把握了基本的公共卫生实践中的道德推理方法,但在不同的情境下,也会遇到分歧和争论。在这方面,国外学者也提出 6 种具体的方法来缓解或消除这种局面:① 具体化。在道德困境出现时,需要根据具体道德情境把自己信奉的伦理原则具体化。② 采用一种规范或者策略。通过讨论和谈判,最后争论各方能够采用一种新的、被修正的道德标准。原则的具体化在这一过程中具有重要的作用,它通常能在一种伦理规范或者制度政策中得到最终实现。③ 获得信息。伦理争论通常能够通过收集关于对争论来说重要的问题的事实来解决。④ 澄清定义。争论通常能够通过对各方使用的语言达成一致的理解来解决。⑤ 使用例证和反证。案例研究法本身就是例证的使用,当分歧出现时,亦可以使用其他正面和反面的案例来解决问题。⑥ 对论证本身进行分析。找到论证中的不充分性、漏洞和错误,是消除道德分歧的重要方法。

第三节 公共卫生伦理研究的热点问题

公共卫生伦理研究必须着眼于公共卫生现实问题,以实践作为理论的源泉,在实践中获得生命力。在现阶段,公共卫生领域面临许多亟待解决的现实伦理问题,不同国家由于社会和经济发展程度不同,在不同时期所突出的公共卫生伦理问题也各不相同。

一、公共卫生资源分配的公正性

临床医学层面的生命伦理学侧重于探讨作为个体患者的自主性问题,与之相比,人口健康层面的公共卫生伦理学则更关注社会公正问题,尤其是公共卫生资源分配的公正性问题，这也是当前国际公共卫生伦理领域争论的一个时代问题。在公共卫生领域，公正原则体现为三个基本要求：① 不歧视。基于每一个人的特点而不是他在社会中属于哪一个不同的群体，如种族、人种、性别、宗教或者残疾与否来公平地对待每一个人，谨防基于有偏见的、非理性的，或者对于某类患者，如艾滋病患者、精神疾病患者的偏见来不公平地对待他们。② 自然公正。在强加于人们一种负担或者拒绝给予一种利益时，提供程序上的公正。按照已有的准则和原则保护和赋予人们权利是程序公正的核心。自然公正要求公共卫生人士在与权力部门合作行使强制权力，如隔绝或者隔离时能够为个人提供保护机制。③ 分配公正。公平地分配普遍利益和共同承担负担。

基于我国公共卫生现状，目前公共卫生伦理应当追求消除贫困和社会公正，尤其是公共卫生资源分配公正的目标。世界银行指出："贫困不仅意味着低收入、低消费，而且也意味着缺少受教育的机会、营养不良、健康状况差。贫困意味着没有发言权和恐惧等。"联合国开发计划署指出，人类贫困指的是缺少人类发展最基本的机会和选择——长寿、健康、体面的生活、自由、社会地位、自尊和他人的尊重。消除贫困不仅仅是增加收入，改善教育和卫生条件在消除贫困中也具有重要的意义。1986 年，我国政府明确表示对于"2000 年人人享有卫生保健"全球战略目标的承诺。2009 年出台的《中共中央国务院关于深化医药卫生体制改革的意见》中谈到，我国医药卫生事业发展中存在的问题是：医药卫生事业发展水平与人民群众健康需求及经济社会协调发展要求不适应的矛盾还比较突出。城乡和区域医疗卫生事业发展不平衡，资源配置不合理，公共卫生和农村、社区医疗卫生工作比较薄弱，医疗保障制度不健全，药品生产流通秩序不规范，医院管理体制和运行机制不完善，政府卫生投入不足，医药费用上涨过快，个人负担过重等。而解决这些问题的关键不仅在于医药卫生事业本身的发展，也在于社会能否建立起公正的公共卫生资源分配制度。

二、环境与健康的伦理分析

环境与健康具有密切的联系，而且随着社会、经济和科学技术的发展，全球化进程的加快，以及人口压力的不断增长，这种联系越发地显示出重要的意义。这就要求我们不仅要从公共卫生角度研究这一问题，也需要对环境与健康关系进行伦理思考。这里主要讨论三个重要的现实问题：① 对"可持续发展"的思考；② 环境公正问题；③ 环境社会责任问题。

从环境和健康的意义上说，"可持续发展"不仅指保持经济的连续发展，也指使这种经济发展限定在保持生态系统完整性的范围内，而人口健康应当成为发展的核心目标。这不仅是因为人口越健康，经济发展就越显示出效率和意义，也因为健康本身也是人口的生态学特征，不仅从更为广阔的意义上反映了社会和自然环境因素，也反映出人类社会在缔造这种社会和自然环境时所做出的伦理选择。就动物与植物而言，它们的数目和“健康”被动地受制于环境的“容纳能力”，而人类则不同，人类可以通过文化和科学技术扩展自己地域环境的“容纳能力”，并至少可以取得暂时性的成功。这无疑带来了环境与健康关系方面的一种矛盾：保持良好的健康需要稳定的、可以再生的自然环境，要求有适合各种动植物和人类生存的气候条件，有新鲜的食物和安全的饮水，并保持生物的多样性，而这些与地域环境“容纳能力”的人为扩展形成矛盾，这些矛盾说到底是人类欲望的无限性与健康环境资源有限性的矛盾。面对严峻的局面，人类社会必须重新从伦理角度审视经济发展，以及对地域环境的容纳能力的拓展，约束自己无限膨胀的欲望。从这个意义上说，“可持续发展”不仅要强调经济的增长，更要注重人口的健康，它并不是一个单一的经济发展指数，而是人类社会追求的一个充满伦理意义的综合目标。从全球的视角来看，由于温室气体的排放，气候变暖已经成为不可逆转的灾难，自然灾害频频发生，发展中国家的穷人已经成为持续性干旱、水资源匮乏、食品不安全、环境疾病蔓延等灾难的直接受害者。

环境公正问题也是当代社会的一个突出问题。环境公正可以被定义为无论年龄、人种、性别、健康状况、社会阶级和种族的所有人提供充分保护，使其免受环境毒物的伤害。实际上这是为环境公正设定一条底线，即免除环境给所有人带来的伤害，可以看成是对环境公正的一种消极理解，而对环境公正的积极理解为：公正平等地分配环境的资源与负担。对于环境公正问题，通常有三个思考的层面，即国与国之间、代与代之间和一个社会内部不同阶层、种族、人种与性别之间。从国与国之间的环境公正来看，目前突出的问题是发达国家与发展中国家人均所占有环境资源的极度不公正，而且一些发达国家对于这些资源的需求已经远远超过了其本土的承受能力。然而，不容忽视的事实是，西方社会的工业化发展已经导致全球性不断增长的环境影响和灾难，这是当前国际社会讨论环境所带来的公共卫生危机首先必须面对的问题。从代与代之间的环境公正来说，不论社会和文化背景如何，人们都要思考如何为未来的人们提供满意的健康与环境问题。事实上，环境已经作为一个媒介把过去、现在和未来的人们联结起来。对于应制造什么东西、如何使用这些产品以及如何利用废物问题，我们的祖先已做出道德选择。我们是这些先前选择的承受者。依据同样的方式，物质世界也是我们选择的承受者，也同样地把它转交给尚未出生的人们。我们的后代将承受我们的行为结果，他们将亲身体验我们在与环境交涉时是否道德。他们生命的性质取决于我们如何以及以什么方式改变着土壤、空气和未来的水源，取决于我们如何改变植物群和动物群。

因而，当代人不仅应当意识到，臭氧层的消耗、全球变暖和酸雨等环境灾难已经对未来人的健康及生存造成威胁，而且要积极行动起来对未来人的健康承担起环境公正的责任。从社会内部不同阶层之间的环境公正来说，由于种族、性别、社会经济政治地位的差异，不论是在发达国家还是发展中国家，都在不同程度上存在着使在社会中处于不利地位的群体（如贫困人口）去承担更大环境负担的现象。20世纪以来，起源于美国和其他国家的环境公正运动越发注意到一个事实：少数族裔社区和社会中处于不利地位的人们通常不合理地成为有毒垃圾倾倒和焚化炉、空气污染物、污染水源和杀虫剂一类环境危险的受害者。而从国际范围来看，那些非白种人的贫困者、更少接受教育者以及政治上没有权势的人也是同类危险的受害者。这种现象带来一个政治术语“环境种族主义”，并迫使各国政府必须从社会制度建设、公共政策制定以及经济发展和伦理方面关注环境公正问题的讨论和解决。

环境社会责任问题不仅要考虑在环境方面的政府责任，也要讨论环境健康专业人士的社会责任，以及公民的环境责任问题。首先，从公共卫生角度出发，一个国家的政府要对环境健康与环境公正负重要责任，以制度建设和政策制定来统筹解决环境问题，关注弱势群体，避免让社会中处于不利地位的群体不公正地承担环境灾难（如解决水污染带来的癌症发病率攀升问题，垃圾处理对于相对贫困人群居住地公共卫生的影响问题），以及探讨各种流行病在不同社会阶层人们之间的分布问题，从社会政治和伦理层面真正负起环境健康与环境公正的社会责任。当环境危机出现时，政府也应懂得如何以稳定的制度和相应的政策合理地应对，避免风险或者把风险降至最低程度。其次，从公共卫生实践角度来看，负责环境健康的专业人士每天也会遇到不同的伦理问题。环境流行病学专家也应当为保护人们（尤其是社会弱势群体）免受环境风险伤害负起责任，及时研究现实和潜在伤害的风险，在环境评估和政策方面提出具体建议，以及对各种相关人群进行环境健康教育等。他们不仅要提高自己与专业相关的伦理素质，也要有相应的行业伦理规范。因而，与其他公共卫生研究一样，环境公共卫生研究要有两个道德底线——正直与诚实。美国社会从20世纪70年代起便非常重视类似的问题，针对科学研究中的不正当行为，美国“公共卫生与人类服务部”专门成立了“诚实研究办公室”，促使“公共卫生署”能够按照职能和规则进行管理，及时发现科学中的不正当行为，确保各项科学研究能够遵循“正直与诚实”的伦理原则进行，而目前我国亟待开展这方面的工作。再次，每个公民都对环境负有责任，因为环境健康不仅关系到自我，也关系着所有人的命运。身体并不是一种孤立的自我存在，而是一种在宇宙的生物舞台中在各个层面上处于与其他人、与环境能动关系中的存在。疾病和健康作为一种媒介，不仅把人们紧密地联系起来，而且也使人们之间的伦理关系不断发生变化。个体对环境的不道德行为势必影响到群体的生存与健康，所以，环境已经向每个公民提出一种新的美德要求，要求人们对自己生存的物质环境负起责任。

三、精神健康的伦理分析

精神健康目前已成为公共卫生领域面临的世界性难题，并对人口健康和社会经济发展产生巨大的影响。据统计，在美国每年早卒的人口中，大约50%与精神疾病及相关行为和生活方式有关。在发展中国家，精神疾病患病率和自杀比率也日益攀升。值得注意的是，当我们联系精神疾病来定义精神健康时，也会遇到新的困难，因为精神疾病也是一个模糊的概念。从广义上说，它通常与心理上的痛苦和人们总体上不幸福的状态相关。从狭义上说，精神疾病是在各种生物学、心理学以及社会环境因素影响下，由于大脑功能失调所导致的认知、情感、意志和行为等精神活动方面不同程度的障碍。尽管存在不同的争论，我们还是可以从更宽泛的意义上把精神健康定义为人们在精神上没有通常所讲的精神疾病或者精神障碍，在精神上有独立性和自主性，能够很好地把握环境和现实，积极面对人生和自我的状态。当然，这种理解也会随着科学知识和社会的发展进步不断变化，其本身不是固定不变的范畴。

四、公共卫生领域的道德教育

道德教育在公共卫生领域具有重大的意义。一些发展中国家的公共卫生教育实践表明，即便在生活条件的改善相对缓慢的低收入国家，通过这些教育也可以减少患病率和死亡率。在公共卫生领域，接受道德教育的对象主要分为三类人：政府官员、公共卫生专业人士和普通公民。前两类人的教育目标是提高政府和公共卫生专业人士在公共卫生领域的伦理素质和道德责任意识。责任首先意味着一种承诺，负责任意味着承诺一种积极的行为，并致力于行为目标的实现。作为一种社会善行，公共卫生目标的实现需要政府和社会来统筹安排。同时，作为公共卫生专业人士，必须承担公共卫生的社会责任，这不仅是一种职业要求，也是一种道德品德要求。例如，当公共卫生危机发生之时，每位流行病学专家都应当及时诚实地上报自己的研究数据，为降低危机的风险尽职尽责。在日常公共卫生实践中，他们也有责任完成与公众健康相关的科学研究，有责任向社会报告自己的研究发现，有责任通报自己所研究的人口和社区，有责任根据现有的知识对自己的研究发现做出解释，有责任同其他人一道提出疾病预防和控制干预的建议，并有责任参与有益于公共卫生发展的干预实践等。针对普通公民来说，公共卫生领域的道德教育旨在培养公民在公共卫生方面的“公德”。疾病和健康作为一种媒介，不仅把人们紧密地联系起来，而且也使人们之间的伦理关系时时刻刻都在发生变化。疾病（如流行病）关系到基本的公共利益问题，也涉及个人与公众权利的冲突。在这种情况下，就要求每个公民做出正确的道德选择，有时这种选择是以牺牲个人利益为前提的。可以说，每次流行病的暴发都是对每一位公民公共卫生“从德”意识的考验，因而，这就要求每个公民有良好的道德素质，而这种素质的培养无疑来源于全社会对于公共卫生领域道德教育的重视和努力。

第五章　传染病的防治管理

传染病是病原体寄生于机体的表现形式。而感染性疾病泛指由病原性生物引起的人类疾病，其范围比传染病更宽。传染病的传染过程是在个体中发生的。传染病的发生受到病原体的种类及致病因、病原体入侵宿主的门户及定位、病原体的变异等方面的影响。传染病在人群中流行必须具备传染源、传播途径和易感者三个基本环节，受自然因素和社会因素的影响。疫源地是构成流行过程的基本单位。

第一节　国际国内传染病的形势

一、人类传染病的历史回顾

20 世纪 40 年代以前，鼠疫、天花和霍乱等烈性传染病以及伤寒与副伤寒、血吸虫病、疟疾、性病等常见传染病肆虐全人类，死于传染病的人不计其数，传染病曾一度成为威胁人类健康的"第一杀手"。

一个多世纪以来，尤其 20 世纪 40 年代抗生素的使用，人类生产和生活条件的改善，医学科学技术的发展，许多危害人类健康的急性和慢性传染病得到了有效的预防与控制。大多数常见的传染病、寄生虫病的发病率和死亡率在世界各国均有不同程度的下降，人类的疾病谱发生了很大的变化，传染病已不是威胁人类健康的首要疾病。

二、我国传染病防制的主要成就

党和政府在各个时期提出的卫生工作方针都是注重"预防为主"，经过艰苦努力，一些危害严重的传染病、寄生虫病得到了明显控制，有力地保障了人民群众的健康。自全面推行计划免疫工作以来，麻疹、白喉、百日咳、破伤风等疾病得到有效控制，已不再是威胁儿童健康的重要传染病。传染病的死因位次已落后于心脑血管疾病和恶性肿瘤等非传染性疾病，传染病已不是我国最严重的公共卫生问题。

三、传染病的流行现状

虽然曾经危害人类健康的各类传染病的发病率在全球范围内明显下降，但有些传染病在局部地区乃至全世界仍然是重要的公共卫生问题。一些早期已得到控制的传染病死灰复燃，如结核病、白喉、登革热、疟疾等；数十种新的、危害更大的传染病被陆续发现，如艾滋病、莱姆病、军团病等。传染病再度引起全世界的关注，无论是发达国家还是发展中国家，传染病的预防控制仍然是一项任重而道远的工作。

四、新发现的传染病

目前新出现的传染病大体包括三类：① 在早为人知的疾病中发现了新的病原体，如在消化性溃疡病中发现了幽门螺杆菌；② 人间可能早已存在，但在近几十年才被发现和认识的传染病，如莱姆病、戊型和庚型肝炎等；③ 既往可能不存在，是人类新发现的传染病，如艾滋病等。

第二节　传染病的传染过程

传染病在个体中发生的传染过程是指病原体进入机体后，病原体与机体相互作用、相互斗争的过程。

一、病原体

病原体是指能够使宿主致病的各种生物体，包括细菌、病毒、立克次体、支原体、衣原体、螺旋体、真菌和寄生虫等。不同种类的病原体其病原学特征各异，所引起的传染过程的表现也有差异。病原体侵入人体后，能否引起疾病，取决于病原体的入侵门户与定位、病原体的数量、致病力以及宿主的免疫状况等因素。

（一）病原体的入侵门户与定位

病原体的入侵门户是指病原体侵入人体的特定途径，即进入机体并能生活、初步繁殖的地点。病原体在人体内生长繁殖的一定部位即为定位，如伤寒杆菌定位于肠道淋巴组织内。能排出大量病原体的定位称为特异性定位。

（二）病原体的几个特性

1. 传染力

传染力即病原体引起易感宿主发生感染的能力。不同的病原体有不同的传染力，如麻疹的传染力非常强，而麻风则相对较弱。传染力的大小可用续发率和最小感染量来表示。

2．致病力

致病力指病原体侵入宿主后引起临床疾病的能力。致病力可用所有病例数与所有感染数的比值来表示。一般认为，致病力的大小与病原体在体内繁殖的速度、组织损伤的程度以及病原体能否产生特异性毒素有关。

3．毒力

毒力指病原体感染机体后引起严重病变的能力。毒力强调的是疾病的严重程度，可用严重病例数或死亡数与所有病例数的比值来表示。病死率是测量毒力的一种指标。

（三）病原体的数量

引起易感机体感染所需的最小剂量称为病原体的感染量。病原体入侵数量大、潜伏期较短，病情较严重，而病原体入侵数量小、潜伏期较长，则病情较轻。

二、感染谱

病原体与人体之间传染过程的不同表现形式包括未发生感染、隐性感染、轻型疾病、中型疾病、重型疾病和病死等 6 种形式。宿主机体对病原体传染过程反应的轻重程度的频率称为感染谱或感染梯度。不同的传染病有不同的感染谱，大体可概括为三大类，如图 5-1 所示。

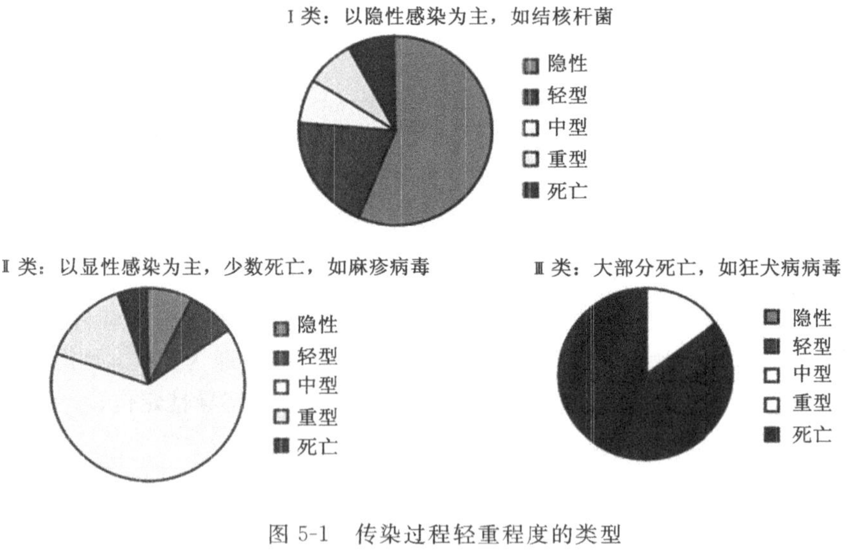

图 5-1 传染过程轻重程度的类型

第三节　传染病流行的基本环节

传染病在人群中发生的流行过程，即病原体从受感染者（传染源）排出，经过一定的传播途径，侵入易感者体内而形成新的感染，并不断发生发展的过程。传染病在人群中的发生与流行，必须具备传染源、传播途径及易感人群三个基本环节。

一、传染源

传染源是指体内有病原体生长、繁殖且能排出病原体的人和动物，包括患传染病的病人、病原携带者和受感染的动物。

（一）人作为传染源

1. 病人作为传染源

因病人体内通常存在大量病原体，又具有促进病原体排出的临床症状（如咳嗽、腹泻等），因此病人是重要的传染源。病人所经历的患病过程可分为潜伏期、临床症状期和恢复期。病人作为传染源的意义取决于发病类型、所处病程阶段、病原体排放数量及病人活动范围的大小等。

（1）潜伏期

自病原体侵入机体到最早临床症状开始出现的这一段时间称为潜伏期。各种传染病的潜伏期不尽相同，但每种传染病的最短、最长和平均潜伏期相对恒定。有些传染病在潜伏期有传染性，而一些传染病的潜伏期传染性很小甚至没有传染性。

潜伏期的流行病学意义及应用：① 潜伏期的长短可影响疾病的流行过程。一般地说，潜伏期短的疾病流行趋势往往十分迅猛，如流行性感冒，很快即达高峰。② 根据潜伏期的长短，确定接触者的留验、检疫或医学观察的期限。一般传染病按平均潜伏期增加 1～2 天，危害严重传染病按最长潜伏期予以留验。③ 根据潜伏期的长短，确定免疫接种时间。④ 根据潜伏期的长短，确定受感染的时间，查找传染源和传播途径。从发病的高峰时间往前推一个该病平均潜伏期，可能为受感染的时间，即可进一步追查传染源及传播途径。⑤ 根据潜伏期评价某项预防措施的实施效果。

（2）临床症状期

出现某种疾病特异性症状和体征的时期称为临床症状期，这是传染性最强的时期。原因是：① 处于临床症状期的病人体内病原体数量多；② 病人的临床症状又有利于病原体的排出和传播。

(3) 恢复期

一般说来,恢复期传染性逐步消失;但有些疾病患者在恢复期排出病原体,甚至如慢性伤寒带菌者可以终生排出病原体。

2. 病原携带者

作为传染源病原携带者是指没有任何临床症状但能排出病原体的人。带菌者、带毒者和带虫者统称为病原携带者。

病原携带者可分为三类:① 潜伏期病原携带者,指在潜伏期末即可排出病原体。② 病后病原携带者,指临床症状消失后可继续排出病原体。病原携带时间在3个月内者,称为暂时性病原携带者;病原携带时间超过3个月者,称为慢性病原携带者。③ 健康病原携带者,指整个感染过程中无明显临床症状与体征但排出病原体。病原携带者作为传染源的意义,取决于排出病原体数量的多少、持续时间的长短、个人职业、社会活动范围、个人卫生习惯及防疫措施等。因此,我国要求饮食、供水、旅游业、托幼服务机构等某些特殊行业中的服务人员必须定期健康检查,若为带菌者,一般要调离岗位。

(二) 动物作为传染源

某些感染动物的病原体对人也有感染性,因此受感染的动物也可成为人类某些传染病的传染源。有些疾病是在动物和人之间传播的,并由共同的病原体引起,称为人畜共患疾病。此类疾病随着人们生产活动范围的扩大、生活方式的变化、与动物的接触日益密切而不断增加。

二、传播途径

传播途径是指病原体自传染源体内排出,侵入新的个体之前,在外界环境中所经历的全部过程。

(一) 经空气传播

其传播方式包括飞沫、飞沫核和尘埃传播。

1. 经飞沫传播

通过传染源呼气、号哭、咳嗽、打喷嚏时,大量含有病原体的飞沫随气流经口鼻排出体外。大的飞沫迅速落到地面,体积较小的飞沫(直径15～100 μm)在空气中悬浮的时间不超过3 s,因此受飞沫传播的对象主要是传染源周围的密切接触者。飞沫传播易发生在拥挤、闭塞而不通风的公共场地,如公交车、候车室等。流行性脑脊髓膜炎、流行性感冒等均可经此方式传播。

2. 经飞沫核传播

飞沫核是飞沫表层水分蒸发后干燥形成的蛋白质外壳,壳内含有病原体,以气溶胶的形式飘至远处造成传播。如耐干燥的结核分枝杆菌可经此方式传播。

3. 经尘埃传播

含有病原体的分泌物或较大的飞沫落在地面,干燥后形成尘埃,易感者吸入后即可被感染。如炭疽及结核病的传播等。

经空气传播的传染病的流行特征主要有:① 传播容易实现且范围较广,发病率高;② 传播途径易实现;③ 在未免疫预防人群中常出现发病率呈周期性升高;④ 少年儿童多见;⑤ 具有冬春季节性多发现象;⑥ 与居民居住条件及人口密度有关。

(二) 经水传播

经水传播包括经污染的饮用水和疫水传播。

经饮水传播的传染病流行特征有:① 病人分布与供水范围高度一致或有饮用相同水源历史;② 暴饮者多发;③ 除哺乳婴儿外,发病可无明显的年龄、性别及职业差异;④ 水源若经常被污染,病例终年不断;⑤ 停用污染水源或净化水源后,暴发与流行即可平息。

人们接触疫水(被病原体污染的水体)时,其病原体可经过皮肤黏膜侵入机体内。经疫水传播的疾病有血吸虫病、钩端螺旋体病等。经疫水传播的疾病的流行特征是:① 病人有接触疫水的暴露史;② 发病具有季节性和地方性及职业性的特点;③ 大量易感人群进入疫区接触疫水,可致暴发或流行;④ 加强疫水处理和个人防护,疫情即可控制。

(三) 经食物传播

经食物传播的方式有经本身含有病原体的食物和在不同条件下被污染的食物传播。见于许多肠道传染病与寄生虫病,个别呼吸道传染病也可通过这种途径传播。经食物传播的染病的流行特征是:① 有食污染食物的暴露史,不食者不发病;② 当一次大量病原污染而进食者较多时可致暴发;③ 停止供应污染食物后,疫情即可控制。

(四) 经接触传播

接触传播包括直接接触和间接接触(日常生活接触)传播。直接接触传播是指传染源与易感者直接接触而不借助外界条件所造成的传播,如性病、狂犬病等。间接接触传播是易感者通过生活接触而被感染,又称日常生活接触传播。被污染的手在此传播中起很重要的作用。

经过间接接触传播的传染病的流行特征是:① 病例一般呈散发,可形成家庭或同室成员聚集现象，少有流行发生；② 个人卫生习惯及卫生条件差者，发病较多；③ 流行过程缓慢，无明显季节性特点；④ 加强管理，严格消毒，注意个人卫生，可减少发病。

（五）经媒介节肢动物（虫媒）传播

1. 机械性传播

机械性传播指传播媒介与病原体之间没有生物学依存关系，病原体在节肢动物的体表和体内均不能繁殖，仅机械携带病原体实现传播，如苍蝇传播细菌性痢疾。

2. 生物性传播

传播媒介作为中间宿主供病原体生长发育和繁殖，病原体在节肢动物的肠腔和体腔内发育、繁殖，完成其生活周期中的某阶段后，再传染给易感者，这段时期称外潜伏期，如蚊虫传播疟疾、丝虫病等。

经节肢动物传播的传染病流行特征是：① 有一定的地区性分布特点；② 有一定的季节性分布特点；③ 有明显职业分布特点；④ 青壮年发病较多。

（六）经土壤传播

病原体排出体外后存在于土壤中，人通过生产、生活接触而被感染（有的病原体需经过一定时间发育才具感染性）。如蛔虫卵在土壤中发育成为感染性虫卵，才能传播。某些形成芽孢病原体污染土壤后可长期保持其传染性，甚至达数十年之久，如破伤风、炭疽等。

经土壤传播的疾病流行特征是：① 与人与土壤接触的机会和频度有关；② 发病与病原体在土壤中的存活力有关；③ 与个人卫生和防护有关。

（七）医源性传播

其传播方式为医疗器械消毒不严或药品及生物制剂被污染而发生的传播。如输血、采供血造成的乙型肝炎、艾滋病传播。

（八）垂直传播

垂直传播又称母婴传播或围生期传播。病原体通过母体传给子代的途径称为垂直传播，主要包括：① 胎盘传播，如风疹病毒、乙肝病毒等通过胎盘间隙造成的胎内感染；② 上行传播，病原体（如单纯疱疹病毒、巨细胞病毒及葡萄球菌等）可从孕妇阴道经子宫颈口到达绒毛膜或子宫累及胎儿的胎内感染；③ 分娩时传播，胎儿还可在分娩时由于产妇的产道严重污染而受到感染，如淋病产妇，产道严重污染所致的胎儿淋球菌感染。

三、人群易感性

对某种传染病缺乏特异性免疫力的个体称为该病的易感者。人群作为一个整体对某种传染病的容易感受的程度，称为人群易感性。人群易感性的高低取决于该人群中易感个体所占的比例，当易感者在一个特定人群中的比例达到一定水平而外界条件又适合该传染病传播时，则很容易发生该病的传播与流行。但当由于自然的或人工的因素，人群中对某病的免疫个体足够多时，阻断该病的传播流行，这种现象叫“免疫屏障”。

（一）促使人群易感性升高的主要因素

（1）6 个月以上未经预防接种的婴儿数增加。

（2）易感人口的迁入。

（3）免疫人口免疫力的自然消退。

（4）免疫人口的死亡。

（5）病原体发生变异。

（二）促使人群易感性降低的主要因素

（1）计划免疫。

（2）传染病流行后。

（3）隐性感染。

（三）人群易感性与疾病流行的关系

易感者大量减少能控制疾病的流行，甚至使流行终止。但不能认为易感者上升至某种水平就一定会发生疾病流行，因为疾病的发生还必须有传染源的存在。

第四节 疫源地与流行过程

一、疫源地

（一）概念

传染源及其排出的病原体向四周播散所能波及的范围称为疫源地，即可能发生新病例或新感染的范围。每个传染源都可以构成一个疫源地，一个疫源地内可有一个以上的传染源。新的疫源地又成为下一个疫源地之源。一般将范围较小的或由单个传染源构成的疫源地称为疫点；较大范围的疫源地或若干疫源地连成片时称为疫区。我国疫区的确定与解除，根据有关法律须由县及以上行政部门决定。

（二）疫源地的范围

传染病疫源地范围大小主要取决于三个因素：

（1）传染源的活动范围。传染源的活动范围大，疫源地范围也大。

（2）传播途径的特点。不同的传播途径与方式，疫源地所达的范围大小各异。

（3）周围人群的免疫状况。如果传染源的周围都是易感者，传染源向周围排出病原体所波及的范围就大。

（三）疫源地消灭的条件

疫源地的消灭必须具备以下三个条件，具备了这些条件以后，针对疫源地的各种防疫措施即可结束：

（1）传染源已被移走（住院、治愈或死亡）。

（2）通过各种措施消灭了传染源排至外环境的病原体。

（3）所有的易感接触者从可能受到传染的最后时刻算起，经过该病的最长潜伏期而无新病例或新感染者出现。

二、流行过程

由传染源、传播途径及易感人群三个基本环节有机联结、协同作用而形成的一系列新旧疫源地就构成了传染病的流行过程。疫源地是构成流行过程的基本单位，一旦疫源地被消灭，流行过程即告中断。

第五节　传染病的预防措施

一、卫生检疫（简称检疫）

有国境卫生检疫、国内卫生检疫和疫区检疫之分。

二、防疫措施

防疫措施是指疫情出现后采取的防止传染病扩散、尽快平息的措施，即针对传染源、传播途径和易感人群三个环节所采取的措施，目的是使传染源无传染性，切断传播途径和保护易感人群。

（一）对传染源的措施

包括对病人、病原携带者和动物传染源的措施。

1．对病人的措施

应做到早发现、早诊断、早报告、早隔离、早治疗。通过广泛开展卫生宣传活动，增长群众防病知识并提高其识别传染病的能力，并建立和健全医疗保健网，提高医务人员业务水平和责任感。开展人群普查、定期进行健康检查以及通过卫生检疫等形式都能早期发现传染病病人。在传染病诊断中，流行病学资料往往有助于早期诊断，如病人接触史、既往病史和预防接种史等。此外，年龄、职业和季节性特征往往对早期诊断也有重要参考。

2．对病原携带者的措施

对病原携带者应做好登记，并根据携带者的类型、携带病原的种类及其工作性质进行管理，且进行健康教育指导，督促他们自觉养成良好的卫生习惯和道德风尚；定期随访，经2～3次病原检查阴性时可解除管理。在食品行业、托幼机构等工作的病原携带者须暂时调离工作岗位。艾滋病、乙型肝炎和疟疾的病原携带者严禁作为献血员。

3．对接触者的措施

接触者是指曾接触传染源而有可能受感染者。接触者应接受检疫，检疫期限应自最后接触之日算起，相当于该传染病的最长潜伏期。具体措施包括：① 留验，即隔离观察，在指定场所限制活动范围，进行观察。对甲类传染病的接触者应进行留验。② 医学观察，是对乙类和丙类传染病接触者实施的措施，接触者可正常工作、学习，但要接受体检、病原学检查和必要的卫生处理。③ 应急接种，对接种疫苗后产生免疫快、潜伏期长的传染病如麻疹等，可对接触者进行应急接种。④ 药物预防，对有特效药物防治的传染病，必要时可用药物预防。

4．对动物传染源的措施

对危害性大、经济价值不大的病畜或野生动物传染源应捕杀、焚烧或深埋，如患狂犬病的狗、患疯牛病和炭疽病的家畜。危害性不大但有经济价值的可以隔离治疗。此外，要做好家畜的预防接种和检疫工作。

（二）针对传播途径的措施

被传染源污染的环境，主要采取消毒、杀虫以及实施其他卫生措施，切断传播途径，从而有效控制传染病的传播。如肠道传染病主要由粪便污染环境传播，措施重点是对污染物品和环境进行消毒；呼吸道传染病主要通过空气污染环境传播，应加强环境通风换气和必要的空气消毒；虫媒传染病由媒介昆虫传播，措施重点是杀虫；经水传播传染病的措施重点为改善饮水卫生及个人防护。

消毒分预防性消毒和疫源地消毒两种。疫源地消毒又分为随时消毒和终末消毒两种。

（三）针对易感人群的措施

通过提高机体非特异性免疫功能，保护易感人群，提高机体免疫力。

1. 免疫预防

当发生传染病时，被动免疫是保护易感者，防止或减轻其感染发生的有效措施。如注射丙种球蛋白或胎盘球蛋白，对预防麻疹、甲型肝炎等有一定作用。在一定范围人群中可采取应急接种，以提高群体免疫力，防止大面积流行，如麻疹、白喉发生流行时可采取应急接种。但产生免疫慢的疫苗不适合在疫区进行应急接种，可在疫区外围尽早进行相应疫苗的补种或重点保护对象的补种，以便形成免疫屏障。

2. 药物预防

某些传染病流行时，可给以针对该病原体的药物进行预防。但药物预防作用时间短，效果难保证，而且易产生耐药性，只作为对密切接触者的应急措施，而不要普遍投药。

3. 个人防护

对可能暴露于传染病生物媒介的个体采用必要的防护措施，如戴口罩、穿防护袜裤，作业时涂抹防护油，应用蚊帐或驱避蚊虫药物；接触传染病的医护人员及实验室工作人员严格按操作规程操作等都可起到一定的个人防护作用。

（四）传染病暴发、流行的紧急措施

根据《中华人民共和国传染病防治法》规定，在传染病暴发、流行时，除立即组织进行防制外，必要时可采取下列紧急措施：① 限制或停止集市、集会、影剧院演出或其他人群聚集活动；② 停工、停业、停课；③ 临时征用房屋、交通工具；④ 封闭被传染源病原体污染的公共饮用水源等。当甲类、乙类传染病暴发、流行时划定疫区，应由县级以上地方政府决定。对甲类传染病疫区实行封锁，需经省、市、自治区政府决定。封锁疫区导致中断干线交通或者封锁国境，应由国务院决定。

第六章 慢性非传染性疾病防治管理

第一节 慢性非传染性疾病及危害

一、基本概念

慢性非传染性疾病指以生活与行为方式、职业和环境危险因素为主引起的肿瘤、心血管疾病、糖尿病、慢性阻塞性肺疾患、精神疾病等为代表，具有病程长、病因复杂、健康损害和社会危害严重、迁延性、无自愈性和很少治愈性等特点的一大类疾病。从广义上讲，是指由于不良的生活习惯、长期紧张疲劳、环境污染物暴露、忽视自我保健和心理平衡逐渐积累而发生的疾病。该类疾病一般无传染性，但某些慢性非传染性疾病的发生可能与传染因子有关或由慢性传染性疾病演变而成，如肝癌可由慢性活动性乙型病毒性肝炎转化而成。另外，有些非传染性疾病如自杀、车祸、中暑等，可以突然发生，不属于慢性非传染性疾病。

二、包含范围

慢性非传染性疾病在不同时期、不同国家，其包含范围可以有所变化。就我国目前而言，主要包含范围为：

（1）肿瘤疾病主要包括肺癌、肝癌、胃癌、食管癌、结肠癌等。

（2）心脑血管疾病主要包括冠心病、高血压、血脂紊乱、心脏和脑血管病、风心病等。

（3）慢性阻塞性肺疾患主要包括慢性支气管炎、哮喘、支气管扩张、肺气肿、肺心病等。

（4）代谢性疾病主要包括糖尿病、肥胖等。糖尿病包括胰岛素依赖型糖尿病（1 型）和非胰岛素依赖型糖尿病（2 型）。

（5）精神疾病主要包括精神分裂症、精神发育迟缓、神经症（焦虑、强迫、抑郁）、老年痴呆症、情感性精神病、反应性精神病等。

(6) 其他职业性疾病、遗传性疾病、口腔疾病等。

三、慢性非传染性疾病的危害

慢性非传染性疾病的危害主要是指其健康危害和疾病负担。每年全世界约60%的死亡和43%的疾病负担由慢性病造成，随着人群死亡率的下降和平均期望寿命的延长，慢性病病因的累积进一步增强，慢性病发病死亡呈上升趋势，已成为重要的公共卫生问题，引起一系列的危害，成为疾病负担的主要原因，严重威胁着劳动力人口的健康，是造成医疗费用上涨的主要原因。

(一) 死亡率高

据世界卫生组织研究报告，慢性非传染性疾病是城乡居民的主要死因，在全球范围内，2001 年慢性非传染性疾病约占总死亡人数的 60%，而且这种趋势一直在增加。我国慢性非传染性疾病死亡人数占总死亡人数的比例，20 世纪 70 年代为 60%，90 年代达 80%以上，平均每天有 1.3 万人死于慢性非传染性疾病。心脑血管疾病是我国首位的死亡原因，占人口总死亡率的 40%，每 24 秒就有一人死于心脑血管疾病。在我国城市地区死亡率依次为恶性肿瘤 135.59/10 万，脑血管病 111.01/10 万，心脏病 95.77/10 万；农村地区依次为脑血管病 112.60/10 万，恶性肿瘤 105.36/10 万，心脏病 77.72/10 万。

(二) 致残率高

1998 年调查资料表明，城市居民残障率达 16.79%。城乡老年人口比例迅速增加，慢性非传染性疾病患病率日益增高，尤其是心脑血管疾病、糖尿病、肿瘤是造成失能、残障的主要原因。例如，糖尿病患者比非糖尿病患者发生冠心病、脑卒中、尿毒症、失明的可能性分别是 3 倍、4～10 倍、17 倍、25 倍。糖尿病发病后 10 年，有 30%～40%的患者至少会发生一种并发症。神经病变患病率在糖尿病病程为 5 年、10 年、20 年后分别可达到 30%～40%、60%～70%和 90%。视网膜病变在糖尿病病程为 10 年和 15 年后，有 40%～50%和 70%～80%的患者并发该病。大约有 10%的患者在起病 15 年后会发展成严重的视力损伤，而 2%的患者将完全失明。我国每年死于高血压并发症者在 150 万人以上，致残人数超百万。

(三) 负担重

慢性非传染性疾病通常为终身性疾患，病痛、伤残和昂贵的医疗费用不仅严重影响患者的生活质量，而且带来不堪重负的社会和经济负担。2002 年世界卫生组织研究报告显示，慢性非传染性疾病导致了 45.9%的全球疾病负担，而中国已达到 60%以上。我国的慢性非传染性疾病造成卫生服务需求和利用增加，医疗费用迅速攀升，对宏观经济形成重压，是今后我国居民主要疾病负担。且我国慢性非传染性疾病出现了年轻化的趋势，85%的慢性病患者为14～64岁之间的青壮年劳动力人口。

第二节　慢性非传染性疾病的病因、影响因素及流行特征

一、慢性非传染性疾病致病的主要危险因素

（一）吸烟

烟草燃烧时产生的气体中含有千余种物质成分，其中绝大部分对人体健康有害，能致癌，可以引起慢性支气管炎、肺气肿、肺心病、高血压、冠心病和脑卒中等许多疾病。

（二）饮酒

饮酒与很多癌症、肝脏疾患、心血管疾病有关。研究显示，每天饮6次酒比饮3次酒者癌症会有60%超额发病；在大量饮酒的人群中，肝癌的死亡率可增加50%；在中度严重饮酒者中，高血压的患病率远高于正常人群；酗酒可以增加脑出血的危险性。

（三）不合理膳食

慢性非传染性疾病的发生和人们的膳食方式与结构有很大关系：① 食物中脂肪过多，与心血管疾病和癌症的发生有密切关系。在癌症中，主要与乳腺癌、结肠癌和前列腺癌有关。② 维生素缺乏可以引发很多慢性非传染性疾病。食物中维生素A含量低，与乳腺癌、肺癌、胃癌、肠癌以及皮肤癌、膀胱癌的多发有关。③ 食物中纤维素的含量与肠道肿瘤的发病有关，摄入量不足，结肠癌、直肠癌等发病增高。膳食因素中与慢性非传染性疾病发生有关的因素还有微量元素、食盐、食物的加工与烹调及进食方式等。

（四）肥胖与超重

肥胖与超重可以引起很多疾病，如冠心病、高血压、脑卒中、2型糖尿病等。在超重者中，高血压的患病率是正常体重者的2～6倍。在癌症中，与超重密切相关的为停经后的乳腺癌、子宫内膜癌、膀胱癌与肾癌。

（五）缺少体力活动

缺乏体力活动是慢性病主要危险因素之一，其与冠心病、高血压、脑卒中、糖

尿病、多种癌症、骨质疏松等发生有关。

(六)病原体感染

流行病学研究发现,约有15%～20%的癌症与病原体感染特别是病毒的感染有关。与恶性肿瘤关系密切的有:幽门螺杆菌感染与胃癌;HBV与原发性肝细胞癌;人乳头瘤状病毒(HPV)与宫颈癌;EB病毒与各种B淋巴细胞恶性肿瘤、鼻咽癌;HIV与非何杰金氏淋巴瘤等。

(七)不良的心理社会因素

心理、精神和社会因素对慢性病发生也有很大影响。长期压抑和不满,过于强烈的忧郁、悲哀、恐惧、愤怒,遭受巨大心理打击而不能及时自拔都容易诱发癌症。

(八)遗传与基因因素

几乎所有的慢性病都有遗传因素的参与。很多研究证实:遗传因素是癌症、心脑血管病、糖尿病、慢性阻塞性肺疾患、精神疾病的重要危险因素。

慢性非传染性疾病的发生不是单个因素引起,往往是多个危险因素综合作用的结果。而多个因素的作用,常常不是单个因素各作用的简单相加,存在多个危险因素之间的交互作用和协同作用。

二、慢性非传染性疾病的影响因素

影响慢性非传染性疾病的发生因素有环境因素和机体因素。

(一)环境因素

广义的环境泛指人类机体以外的一切因素,包括人类社会及其生活习惯等。估计人类恶性肿瘤的病因有80%～90%来自环境。

1. 物理因素

以电离辐射最为重要,其次如紫外线、慢性灼伤、机械性和外伤性刺激等。

2. 化学因素

目前已发现的化学致癌物有数千种,根据其对人及动物的致癌实验结果,可将化学致癌物分为三类:

(1) 确认致癌物。这类化学物有流行病学和动物实验的明确证据具有致癌性,如以苯并芘为代表的多环芳烃。

(2) 可疑致癌物。这类化学物仅有来自临床的报告或多种动物特别是灵长类动物实验结果证明有致癌性,如镉、黄曲霉毒素和亚硝胺等。

(3) 潜在致癌物。这类化学物仅在动物实验中获得阳性结果,但缺乏人群实验资料。

3. 生物因素

以病毒感染最为重要。EB病毒、乳头状瘤病毒、乙肝病毒等与人类恶性肿瘤存在一定的关联。此外，幽门螺杆菌、霉菌、黄曲霉毒素、血吸虫等与恶性肿瘤的关系亦有报道。在病因学分类中，也有人将生活习惯如吸烟、饮酒、饮食等行为方式归纳为生物因素。

（二）机体因素

机体因素是指除了环境因素之外的一切机体内在的因素，如年龄、性别、种族、内分泌、免疫、遗传及神经精神因素等。目前对上述这些因素与肿瘤发生的关系尚未阐明。

在机体因素中，遗传因素最为重要。迄今为止，恶性肿瘤与遗传有关的证据越来越多。在人群及家系水平上观察到一些癌症家族或家族聚集性，且证实了这些家庭成员都有一种癌症遗传易感倾向。

三、慢性非传染性疾病的流行特征

据世界卫生组织统计，慢性非传染性疾病不仅是发达国家，而且是发展中国家的重要公共卫生问题，是威胁人类健康的首要疾病。在发达国家中，慢性非传染性疾病在总发病或死亡中占大部分比例，如美国2000年前10位死因疾病中7类属于慢性非传染性疾病，占总死亡数的71.2%。发展中国家慢性非传染性疾病死亡已是15岁以上人口死亡的重要原因。

我国非传染性慢性病发病和患病情况用八个字概括是“发展迅速、形势严峻”。

（一）慢性非传染性疾病在总死亡人数中占绝大部分

2005年，卫生部对全国30个城市和78个县进行死因统计，显示恶性肿瘤、脑血管病、心脏病、呼吸系统疾病等慢性病成为我国居民死亡的主要原因。

（二）发病人数多，发病增长速度较快

由于我国人口基数大，加之慢性非传染性疾病的发病或死亡占疾病总数比例高，因此其发病或死亡的绝对数很大。

我国慢性非传染性疾病增长速度较快：20世纪50—70年代，高血压每年新发病例为100多万，而80—90年代为300多万；脑血管意外与冠心病的死亡率从1991年的84.0/10万与25.3/10万，上升到1998年的135.3/10万与42.7/10万，7年时间增加了50%左右；90年代糖尿病的患病率是80年代的4.8倍。

（三）主要危险因素的暴露水平不断提高

（1）吸烟率与量：1996年的男性吸烟率比1984年增加了3.4%；每天平均吸烟量由13支增至15支；开始吸烟的年龄从22岁提前到19岁。

（2）食物结构改变：1992年城乡居民肉、奶和水产品消费比1982年分别增加了81.1%、323%和97.4%，而谷类和薯类的消费分别下降了10.9%和49.4%。

（3）体力活动减少：由于工作与生活条件改善，城市地区约有20%居民的体力活动每天不超过20 min，每周不超过3 d。

（4）肥胖：1992年的城市和农村超重率比1982年分别增加了40%和54%；北京和上海等大城市超重和肥胖的比例已分别达27%和15%以上。

（5）城市化趋向：2000年城镇人口为4.56亿，占总人口的36.09%，乡村人口为8.07亿，占总人口的63.9%，与1990年相比，城镇人口增长了9.8%。

（6）老龄化：目前60岁以上人口已达2.6亿，预计2050年将达4亿。

第三节　慢性非传染性疾病的预防和控制方法

疾病预防和控制工作包括两部分内容：一是预防策略与措施；二是疾病监测。

一、三级预防

慢性病的预防策略与措施是分级预防。它是根据目前对疾病病因的认识、机体的调节功能和代偿状况，以及对疾病自然史的了解来进行。在疾病自然史的每一阶段都可以采取措施，防止疾病的发生或恶化。预防工作可根据疾病自然史相应地分为三级预防。

（一）第一级预防

第一级预防亦称为病因预防，这是最积极最有效的预防措施，具体措施如下：

（1）针对机体预防措施。增强机体抵抗力，戒除不良嗜好等。一级预防适用于社区内的健康人群，采取的主要手段是向群众进行不间断的健康教育，对不利于健康的生活方式进行干预，开展群众性的健康促进活动。例如，通过健康教育让人们深入了解吸烟和长期饮酒对健康的危害，开展戒烟竞赛活动，让更多的人参加到戒烟限酒的队伍中来，告诉人们进行体育锻炼的好处，鼓励居民多参加户外活动和体育锻炼，多食蔬菜、水果，减少肉类、蛋类等脂肪饮食的比例，保持健康的心理状态，等等。通过上述这些措施的落实，从整体上提高群众的自我防病意识和自我防病能力。简而言之，一级预防就是通过各种可能的措施，最大限度地降低各种慢性病的发病率，防患于未然，是对抗慢性病的第一道防线。

国际上研究显示，通过改变生活方式可防止 80%的冠心病 90%的 2 型糖尿病的发生；通过合理饮食、坚持体育锻炼和保持正常体重可以预防三分之一的癌症。我国也取得了初步成效，如天津市率先实施健康促进，控制慢性病的主要危险因素，使危险因素的人群暴露降低，经过 7 年的综合干预，脑卒中发病率男性下降 16.3%，女性下降 14.8%；冠心病发病率也有下降。

(2) 针对环境的预防措施。对生物因素、物理因素、化学因素做好预防工作。

(3) 对社会及其他致病因素的预防。对心理致病因素做好预防工作，不良的心理因素可以引起许多疾病，如高血压、冠心病、癌症、哮喘等大多与心理因素有关。对遗传致病因素做好预防工作，加强优生优育和围生期保健工作，防止近亲或不恰当的婚配。

(二) 第二级预防

第二级预防又称“三早”预防，即早发现、早诊断、早治疗，是防止或减缓疾病发展的主要措施。慢性病常是多病因的，而且病因不明者居多，因此要完全做到一级预防是不可能的。但由于慢性病的发生大都是致病因素长期作用的结果，因此做到早发现、早诊断并加以早治疗是可行的。例如，宫颈癌从原位癌发展到浸润癌可长达十余年，一般经过 5～8 年，诊断的时间越早，预后越好。又如，冠状动脉粥样硬化性心脏病的动脉粥样硬化过程始于出生的早年，经过一个相当长的静止期，于中老年发病，可见，采取“三早”预防完全可以收到成效。

为保证“三早”措施的落实，可根据人力、物力、财力的情况，参照费用效益或效果分析结果，选用普查、筛检、定期健康检查、高危人群重点项目检查以及设立专门的防治机构等不同方法来实现。对于慢性病，“三早”预防的根本办法是做好宣传和提高医务人员的诊断、治疗水平。通过普查、筛检和定期健康检查以及群众的自我监护，及早发现疾病初期（亚临床型）患者，并使之得到及时合理的治疗。由于慢性病常是经过致病因素长期作用后引起的，给“三早”预防带来一定困难。普查是早期、全面发现疾病的方法。但普查工作不宜广泛应用，因为在短时期内需要集中大量人力、物力。为了简化普查工作，也可采用筛检的方法，以简单的检测方法选出重点的检查对象，然后对有阳性结果者再做详细诊断。除了普查和筛检方法外，还可采用重点登记的方法，如防治高血压、脑血管病和冠心病时，重点放在登记脑卒中和急性心肌梗死两种疾病上，以此来反映和判断高血压和冠心病的严重程度，并作为制订该病防制计划和评定防治效果的依据。

加强卫生宣传教育，使群众了解和重视疾病的早期表现，对实现“三早”预防至关重要。可向群众宣传癌前期病变（本身不是癌，但有可能成为癌的一些病变），通过群众的自我检查达到早期发现某些肿瘤的目的。例如，可以向群众传授有关乳腺癌的防治知识，通过乳房自检来实现早期发现乳腺癌的目的。同时，医务人员应密切观察癌前病变，注意其变化，并及早对其进行治疗。常见的癌前期病变包括黏膜白斑、皮肤角化症、皮肤慢性溃疡、瘘管、黑痣等，肠管、食管、胃、子宫颈的息肉，宫颈糜烂、外翻，以及萎缩性胃炎等。许多人正处于高血压或糖尿病的初期，而自己尚未察觉，如果不进行早期诊断、早期治疗，势必会延误病情，进而发展成严重的并发症，如脑卒中、冠心病、心肌梗死、糖尿病引起的各种心脑血管病、失明、糖尿病足等。患了高血压和糖尿病并不可怕，可怕的是不能及时地控制血压和血糖，如果能做到长期的、及时的控制，其寿命和生活质量就不会受到太大的影响，目前我国的高血压、糖尿病知晓率、治疗率、控制率都很低，这为开展群众性的慢病防治活动带来了不少的困难，二级预防的目的就是要不断地提高群众对高血压、冠心病、糖尿病等的知晓率、治疗率和控制率。

有些遗传病的预防，在当前基本属于第二级预防的范畴。除了通过遗传咨询，宣传不近亲结婚等第一级预防措施之外，还可进行产前检查染色体异常和隐性致病基因携带者而早期做出诊断，进而终止妊娠，避免有遗传病的患儿出生。这些属于第二级预防措施。

（三）第三级预防

第三级预防主要是针对病人来说的，是对疾病进入后期阶段的预防措施，此时机体对疾病已失去调节代偿能力，将出现伤残或死亡的结局。此时应采取对症治疗，减少疾病的不良反应，防止复发转移，减少痛苦、延长生命，并实施各种康复工作，力求病而不残、残而不废，促进康复。即通过积极正确的治疗措施，最大限度地延缓和减少慢性病并发症的发生和发展，有些并发症甚至可以治愈，功能恢复正常，而对于那些中晚期的并发症患者，经过治疗可以减轻患者的痛苦，改善患者的生活质量。对已丧失劳动力或伤残者通过康复治疗，促进其身心方面早日康复，使其恢复劳动力，争取病而不残或残而不废，保存其创造经济价值和社会价值的能力。康复治疗的措施包括功能康复和心理康复、社会康复和职业康复等。

二、疾病监测

疾病监测是指长期、连续、系统地收集疾病的动态分布及其影响因素的资料,经过分析将信息上报和反馈,以便及时采取干预措施并评价其效果。

疾病监测定义强调只有长期、连续、系统地收集资料,才能发现疾病的分布规律、发展趋势及其影响因素的变化,也强调了信息的利用和反馈,说明疾病监测只是一种手段和方法,其最终目的是为控制疾病服务。

第四节　常见慢性非传染性疾病的社区综合管理

一、高血压的社区综合管理

高血压可分为原发性和继发性两大类。其中原发性高血压占总高血压患者的90%以上。它既是一种世界性的常见病,又是其他心血管病的主要危险因素,随着我国居民中高血压发病率的不断攀升,高血压已经成为中国人健康的"第一杀手"。

(一)高血压的定义与分级

1. 高血压的定义和分类

高血压的定义指体循环动脉收缩压和(或)舒张压的持续升高,流行病学调查证明,人群中血压水平呈连续性分布,正常血压和高血压的划分并无明显界限,高血压的水平是根据临床和流行病学资料人为界定的。

《中国高血压防治指南》将高血压定义为:在未用抗高血压药情况下,收缩压≥140 mmHg和/或舒张压≥90 mmHg。将18岁以上成人的血压按不同水平进行分类,将高血压分为1、2、3级;将收缩压≥140 mmHg而舒张压<90 mmHg的单列为单纯性收缩期高血压;将120～139/80～89 mmHg列为正常高值,血压处于此范围内者,应认真改变生活方式,及早预防,以免发展为高血压。

以上诊断标准指在未服抗高血压药情况下,于不同日相对固定时间连续进行三次血压测量,如有两次测得收缩压≥140 mmHg或舒张压≥90 mmHg,排除其他继发因素,诊断为原发性高血压;或一直服药治疗而此次检查血压正常者,也列为高血压;而如果过去有高血压史,长期未经治疗(指3个月以上),此次检查血压正常者,不列为高血压。

2. 高血压的危险分级

针对高血压患者,通过整体心血管病危险性评估来确定治疗措施是高血压治疗的核心宗旨,也是近年来高血压治疗策略最主要的进展。因为不是所有的高血压患者发生相关疾病和死亡的危险都相同,一旦确诊高血压,要首先进行临床评估,确定高血压病因、潜在危险大小及适宜的治疗措施等。高血压患者的治疗决策不仅根据血压水平，还要根据以下诸方面：① 其他心血管危险因素的数量和程度；② 靶器官损害；③ 并存临床情况，如心脑血管病、肾病及糖尿病；④ 患者个人情况及经济条件等。根据高血压患者的血压分级，结合危险因素、靶器官损害以及并存的临床情况等影响预后的因素确定危险分级。

按危险因素、靶器官损伤及并存临床情况的合并作用，将危险量化为低危、中危、高危、很高危四层。

低危层：高血压 1 级、无其他危险因素者。

中危层：高血压 2 级或 1～2 级同时有 1～2 个危险因素者。

高危层：高血压 1～2 级同时有 3 种或更多危险因素或兼患糖尿病或靶器官损伤者；或高血压 3 级而无其他危险因素者。

很高危层：高血压 3 级同时有 1 种以上危险因素或靶器官损害，或高血压 1～3级并有临床相关疾病者。

检查病人及全面评估其总危险谱后，判断病人属低危、中危、高危或很高危，确定其治疗策略：

（1）高危及很高危患者：无论经济条件如何，必须立即开始对高血压及并存的危险因素进行药物治疗。

（2）中危患者：先观察患者的血压及其他危险因素数周，进一步了解情况，然后决定是否开始药物治疗。一般监测血压及其他危险因素 3～6 个月，收缩压≥140 mmHg 或舒张压≥90 mmHg 开始药物治疗；收缩压＜140 mmHg 或舒张压＜90 mmHg 可继续监测。

（3）低危患者：观察患者相当一段时间，然后决定是否开始药物治疗。一般监测血压及其他危险因素 6～12 个月，收缩压≥150 mmHg 或舒张压≥95 mmHg 开始药物治疗；收缩压＜150 mmHg 或舒张压＜95 mmHg 可继续监测。

（二）高血压发病的危险因素

国际公认的高血压发病危险因素是：超重、高盐膳食及中度以上饮酒。我国流行病学研究也证实这三大因素与高血压发病显著相关，但又各自有其特点。

1. 体重超重和肥胖

中国成人正常体重指数（BMI：kg/m^2）为 19～24 kg/m^2，体重指数≥24 kg/m^2 为超重，≥28 kg/m^2 为肥胖。其中男性腰围≥90 cm、女性腰围≥80 cm 者称为腹型肥胖。人群体重指数的差别对人群的血压水平和高血压患病率有显著影响。

2. 饮酒

按每周至少饮酒一次计算，我国中年男性人群饮酒率约 30%～66%，女性为 2%～7%。男性持续饮酒者比不饮酒者 4 年内高血压发生危险增加 40%。

3. 膳食高钠盐

我国人群食盐摄入量高于西方国家。北方人群食盐摄入量每人每天约 12～18 g，南方为 7～8 g。膳食钠摄入量与血压水平呈显著相关性，北方人群血压水平高于南方。人群平均每人每天摄入食盐增加 2 g，则收缩压和舒张压分别升高 2.0 mmHg及 1.2 mmHg。

4. 其他危险因素

高血压的其他危险因素还有遗传、性别、年龄、工作压力过重、心理因素、高脂血症等。大量临床资料证明，高血压与遗传因素有关，如父母均患高血压，其子女的高血压发生率可达 46%；父母中一人患高血压，子女高血压发生率为 28%；父母血压正常，子女高血压发生率仅为 3%。女性在更年期以前，患高血压的比例较男性略低，但更年期后则与男性患病率无明显差别，甚至高于男性。

（三）高血压患者的综合治疗

1. 非药物治疗

高血压的非药物治疗是指针对高血压患者和高危个体存在的可控制的危险因素，指导患者和高危个体采取相应的健康措施，包括改善生活方式、消除不利于心理和身体健康的行为和习惯，达到预防和控制高血压以及减少其他心血管病的发病危险。非药物治疗是所有高血压患者的基础治疗，应终身进行。全科医生应定期随访患者，对其生活方式的变化进行监测和督促，以提高干预的效果。

2. 药物治疗

对于需接受药物治疗的患者选择合适的降压药物，可以最大限度地降低心血管疾病的死亡和病残的总危险。药物治疗遵循以下原则：

（1）强调治疗要达到目标血压，如无特殊并发症的高血压患者通常应将血压降至 140/90 mmHg 以下。

（2）小剂量开始，逐步增加以获得最低有效剂量。

（3）合理联合用药，在单药治疗效果差时，采用两种或两种以上药物。

（4）24 h 平稳降压，尽可能使用每日给药一次的长效制剂。

（5）避免频繁换药，但患者耐受性差，或用药 4～6 周后疗效反应很差，可换药。

（6）个体化治疗。

（7）长期用药。

二、糖尿病的社区综合管理

（一）糖尿病的定义和诊断

1. 定义

1999年，世界卫生组织专家咨询委员会提出，糖尿病是由多种病因引起的代谢紊乱，其特点是慢性高血糖，伴有胰岛素分泌不足和血糖利用作用障碍，导致碳水化合物、脂肪、蛋白质代谢紊乱，造成多种器官的慢性损伤、功能障碍或衰竭。

新的分类将糖尿病分为4型，即1型糖尿病、2型糖尿病、妊娠期糖尿病和其他特殊类型，指出糖耐量损害（IGT）只是一种重要的糖尿病危险因素，而不是一种独立的糖尿病类型，新分类将其看作是糖耐量异常自然病程的一个分期，空腹血糖达不到糖尿病诊断标准时，才能诊断为IGT，它是一种重要的代谢紊乱综合征。

2. 糖尿病的诊断标准

糖尿病的诊断主要根据血糖浓度的测定，尿糖测定结果仅供诊断参考，目前世界卫生组织认可，被中国采用的诊断标准为1999年世界卫生组织提出的诊断标准。

（二）糖尿病的危险因素

1. 1型糖尿病

1型糖尿病的发生可能与T细胞介导的自身免疫导致胰岛β细胞的选择性破坏，胰岛素分泌减少和绝对缺乏有关。遗传、环境、免疫调节和化学因子等多种因素都可能促发。遗传因素的作用可能是提供了发病的易感性，而环境因素可能具有促发疾病的作用。

2. 2型糖尿病

2型糖尿病主要是由遗传和环境因素引起外周组织（主要是肌肉和脂肪组织）胰岛素抵抗（IR）和胰岛素分泌缺陷，导致机体胰岛素相对或绝对不足，使葡萄糖摄取利用减少，从而引发高血糖，导致糖尿病。

糖尿病的发生是遗传与环境因素共同作用所致。无论1型或2型糖尿病，单由遗传因素或环境因素引起者仅占少数，95%是由遗传、环境、行为多种危险因素共同参与和或相互作用引起的多因子病。遗传因素是糖尿病发生的潜在原因，具有遗传易感性的个体在环境因素如肥胖、体力活动减少、高能膳食、纤维素减少及生活水平迅速提高等因素的作用下，更易于发生2型糖尿病。

三、肿瘤的社区综合管理

恶性肿瘤已被称为严重危害人民生命和健康的常见病、多发病，已成为一个重大的公共卫生问题。

（一）肿瘤的危险因素

恶性肿瘤的发生、发展涉及多种因素，既有环境的，又有机体的。这多种因素的作用方式可以相继或同时，持续或间歇，反复或单次，而且在致癌过程中所起的作用也不一样。各因素间可以单纯地相加，也可以彼此协同，甚至也可以彼此拮抗。作用可以直接发生于局部细胞，也可通过代谢或神经体液机制而影响远隔部位的组织细胞；作用的持续时间也可长短不一；等等。正是由于这种复杂性，以及恶性肿瘤演变过程的漫长（潜伏期可长达几年，甚至数十年），使得恶性肿瘤的发生、发展机制的阐明非常困难。因此，恶性肿瘤的病因因果关系不像其他许多疾病那样易于被阐明。

（二）恶性肿瘤的三级预防

1. 病因预防

病因预防即为一级预防。即防止空气、饮水、食物和工作场所中致癌物和可疑致癌物摄入，预防有关病毒感染、改变生活方式与习惯中的吸烟、饮酒和不合理膳食等均是一级预防的内容。

2. 早发现、早诊断、早治疗

“三早”预防即二级预防，是目前恶性肿瘤预防中的首要措施。要达到早发现、早诊断和早治疗，一是开展人群的肿瘤筛检，二是通过健康教育等手段，使群众对恶性肿瘤有应有的警惕，知晓恶性肿瘤的前期病变。

3. 对症治疗、积极康复

对晚期恶性肿瘤患者，也要积极治疗，主要是对症治疗，以最大限度地减轻病人的痛苦，争取延长寿命的同时应积极争取有较好的生命质量。

第七章 预防接种管理

传染病的预防措施分为未出现疫情时的预防性措施和疫情出现后的防疫措施两方面。

这里重点讲述传染病的预防性措施中的免疫预防(预防接种)。

第一节 免疫预防

传染病的预防性措施是指在未出现疫情时,针对可能存在病原体的环境、物品、动物、媒介昆虫等所采取的措施,或者对可能受病原体威胁的人群所采取的措施。其中重要的一项措施就是免疫预防。

一、免疫预防

免疫预防又称预防接种,是采用适宜途径将生物制品(特异性抗原或抗体)接种到人体内,使机体产生对传染病的自动或被动免疫力,以提高人群免疫水平,预防传染病的发生与流行。

(一)预防接种的种类

1. 人工自动免疫

人工自动免疫是指用病原微生物或其代谢产物制成的生物制品接种人体,使机体产生特异性免疫,它是免疫预防的主体。目前将人工自动免疫制剂统称为疫苗。

疫苗分为下列四大类:

(1)灭活疫苗

灭活疫苗是先对病毒或细菌培养,然后用加热或化学物质(通常是福尔马林)将其灭活。目前我国使用的灭活疫苗有百白破疫苗、流行性感冒疫苗、狂犬病疫苗等。优点是生产过程较简单,易于保存;缺点是免疫效果差,接种量大,要获得高而持久的免疫力需要多次注射。类毒素疫苗是将细菌外毒素经甲醛脱毒,使其失去致病性而保留免疫原性的制剂,如白喉、破伤风类毒素等。

(2) 减毒活疫苗

减毒活疫苗是应用保留有免疫原性的减毒或无毒的病原生物所制成的一种疫苗。如麻疹、甲型肝炎、风疹、腮腺炎、脊髓灰质炎等疫苗都是减毒活疫苗。其优点是接种量小，接种次数少。但由于不加防腐剂，当被污染时杂菌易生长，故须冷冻保存，且保存期较短。

(3) 亚单位疫苗

在大分子抗原携带的多种特异性的抗原决定簇中，只有少量抗原部位对保护性免疫应答起重要作用。通过化学分解或有控制性的蛋白质水解方法使天然蛋白质分离，提取细菌、病毒的特殊蛋白质结构，筛选出具有免疫活性的片段制成的疫苗，如A群脑膜炎球菌多糖疫苗等。该类疫苗减少了全菌疫苗使用中所出现的不良反应，免疫效果及安全性高。但免疫原性较低，需与佐剂合用才能产生好的免疫效果，所以，若全菌(病毒)疫苗不存在严重不良反应，仍应以全菌(病毒)疫苗为首选。

(4) 基因工程疫苗

基因工程疫苗是使用DNA重组生物技术，把病原体外壳蛋白质中能诱发机体免疫应答的天然或人工合成的遗传物质定向插入细菌、酵母或哺乳动物细胞中，使之充分表达，经纯化后而制得的疫苗。基因工程疫苗具有安全、有效、免疫应答长久、联合免疫易于实现等优点。

2. 人工被动免疫

采用人工方法向机体输入由他人或动物产生的免疫效应物，如免疫血清、淋巴因子等，使机体立即获得免疫力，达到防治某种疾病的目的。这种免疫产生作用快，输入后立即发生作用。但免疫作用维持时间较短，一般只有2～3周，主要用于治疗和应急预防。常用的制剂有免疫血清和免疫球蛋白。

3. 被动自动免疫

只是在有疫情时用于保护婴幼儿及体弱接触者的一种免疫方法。其兼有被动及自动免疫的优点，但只能用于少数传染病。如在注射白喉或破伤风抗毒素的同时也进行白喉或破伤风类毒素接种，或者注射乙型肝炎免疫球蛋白的同时接种乙型肝炎疫苗，使机体在迅速获得保护的同时也产生较持久的免疫力。

(二) 疫苗种类

1. 第一类疫苗

第一类疫苗是指政府免费向公民提供，公民应当依照政府的规定受种的疫苗，包括国家免疫规划确定的疫苗，省、自治区、直辖市人民政府在执行国家免疫规划时增加的疫苗，以及县级以上人民政府或者其卫生主管部门组织的应急接种或者群体性预防接种所使用的疫苗。第一类疫苗包括计划免疫疫苗。

2. 第二类疫苗

第二类疫苗是指由公民自费并且自愿受种的其他疫苗。非计划免疫疫苗包括水痘疫苗等。

二、预防接种的实施

(一) 计划免疫

根据传染病疫情监测结果和人群免疫水平的分析，按照科学的免疫程序，有计划地使用疫苗对特定人群进行预防接种，最终达到控制和消灭相应传染病的目的。

儿童基础免疫程序的内容包括初次免疫起始月龄、全程免疫次数及其间隔时间、加强免疫的年龄和联合免疫等。免疫程序的设计应根据传染病的流行病学特征、疫苗本身的生物学特性及其免疫效果、人群的免疫应答能力和实施免疫预防的具体条件来制订。

(二) 正确的接种剂量和接种途径

保证免疫成功的关键在于正确的接种剂量与接种途径。预防接种途径可分为口服、气雾、注射(包括肌肉、皮内、皮下)和划痕等。如果接种途径和接种剂量不当，不仅会影响免疫效果，甚至会造成接种事故。因此，在进行现场接种前应详细阅读疫苗使用说明书，严格按照要求执行。

(三) 重点免疫

只在重点人群、重点地区或特殊情况下才进行预防接种。如对环境卫生清洁人员、食品从业人员等进行伤寒疫苗接种，对皮毛加工、屠宰及畜牧兽医人员接种炭疽和布鲁菌疫苗等。

(四) 应急接种

应急接种是对发生传染病流行地区的易感接触者所采取的预防接种，可在短时间内提高易感人群的免疫水平，起到控制或终止传染病传播蔓延的作用。

(五) 冷链

冷链就是各种疫苗从生产单位发出，经冷藏保存并逐级冷藏运输到基层卫生机构，直到进行接种，全部过程都按疫苗保冷要求妥善冷藏，以保持疫苗的合理效价不受损害。冷链的配套设施包括储存疫苗的低温冷库、普通冷库、运送疫苗专用冷藏车、冰箱和冷藏包等。

三、预防接种反应

预防接种反应指疫苗等生物制品对机体是一种异物，经接种后刺激机体产生一系列的生理、病理及免疫反应。预防接种反应极少见，且大多是轻微的，大体分为以下两类。

(一) 一般反应

接种后 24 h 内接种部位有局部红、肿、热、痛等炎症反应，有时附近淋巴结肿痛。可能同时伴有体温升高、头昏、恶心、呕吐等全身反应。

一般反应是正常免疫反应，不需进行任何处理，经适当休息即可自愈。倘若反应强烈，也仅需对症治疗。

(二) 异常反应

少数人在接种后出现并发症，如晕厥、过敏性休克、过敏性皮炎、血管神经性水肿等，应及时发现，对症治疗和抢救，并注意收集材料，进行分析判断和上报。

生物制品质量不合格或消毒及无菌操作不严格或接种技术(部位、剂量、途径)错误可引起接种事故，要注意与接种反应区分。

四、预防接种效果评价

预防接种效果可从免疫学效果和流行病学效果两方面进行评价。

(1) 通过测定预防接种后人群抗体阳转率、抗体几何平均滴度和抗体持续时间来评价疫苗的免疫学效果。

(2) 实验室检测的免疫学效果虽然是重要指标之一，但最为直接和可靠的指标是流行病学效果，即疫苗对人群的实际保护效果。常用指标为保护率、效果指数。

① 保护率

$$保护率=\frac{对照组发病率-试验组发病率}{对照组发病率}\times 100\%$$

② 效果指数

$$效果指数=\frac{对照组发病率}{试验组发病率}$$

第二节　预防接种工作要求

一、预防接种前的准备工作

(一) 确定受种对象

根据国家免疫规划疫苗规定的免疫程序，确定受种对象。

(1) 受种对象包括本次应种者、上次漏种者和流动人口等特殊人群中的未受种者。

(2) 清理接种卡(簿)根据接种记录核实受种对象。预防接种证、卡(簿)按照受种者的居住地实行属地化管理。

(3) 主动搜索流动人口和计划外生育儿童中的受种对象,与本地儿童同样管理。

(4) 通知儿童家长或其监护人采取预约、通知单、电话、口头、广播通知等适当方式,告知儿童家长或其监护人接种疫苗的种类、时间、地点和相关要求。

国家对儿童实行预防接种证制度。接种单位必须按规定为适龄儿童建立预防接种证,作为儿童预防接种的凭证、记录和证明;同时,做好其他适龄人群预防接种的记录工作。

(二) 领取疫苗

(1) 根据各种疫苗受种人数计算领取疫苗数量。

(2) 按受种对象人次数的 1.1 倍准备注射器材,检查包装是否完好并在有效期内使用。

(3) 准备 75%乙醇、95%乙醇、镊子、棉球杯、无菌干棉球或棉签、治疗盘、体温表、听诊器、压舌板、血压计、1∶1 000 肾上腺素、自毁型注射器回收用安全盒及污物桶等。

(三) 社区预防接种门诊要求

(1) 接种场所室外要设有醒目的标志,室内宽敞清洁、光线明亮、通风保暖,并准备好接种工作台、坐凳以及提供儿童和家长休息、等候的条件。

(2) 接种门诊与医院的病房、门诊用房分开,避免交叉感染。

(3) 接种场所应当按照登记、健康咨询、接种、记录、观察等内容进行合理分区,确保接种工作有序进行。冷链室和资料档案室等各室根据实际情况合理布局。设有专门的工作区或接种工作台,做到一苗一台,并有醒目的标志。

(四) 核实受种对象

(1) 接种工作人员应查验儿童预防接种证、卡,核对受种者姓名、性别,出生年、月、日及接种记录,确认是否为本次受种对象、接种疫苗的品种。

(2) 不属于本次的受种者,向儿童家长或其监护人做好说服解释工作。

(3) 因有接种禁忌而不能接种的受种者,医疗卫生人员应当对受种者或其监护人提出医学建议,并在接种卡(簿)和接种证上记录。

二、接种前告知和健康状况询问

(1) 接种工作人员在实施接种前,应当告知受种者或其监护人所接种疫苗的品种、作用、禁忌、不良反应以及注意事项。告知可采取口头或文字方式。

(2) 接种工作人员在实施接种前,应询问受种者的健康状况以及是否有接种禁忌等情况,并如实记录告知和询问情况。

(3) 自费选择接种第一类疫苗的同品种疫苗的第二类疫苗,应有家长知情同意书。

(4) 健康状况以及是否有接种禁忌,应有书面记录。

三、接种现场疫苗管理

(1) 疫苗需冷藏。

(2) 核对接种疫苗的品种,检查疫苗外观质量。凡过期、变色、污染、发霉、有摇不散凝块或异物,无标签或标签不清,安瓿有裂纹的疫苗一律不得使用。

(3) 冻结过的百白破疫苗、乙肝疫苗不得使用。

四、疫苗准备

查验疫苗是否在有效期内,如果超过有效期,或标签丢失,应废弃疫苗。

(1) 注射剂型疫苗的使用:

① 安瓿弹至底部,75%乙醇消毒安瓿颈部后,消毒干棉球/纱布包住颈部掰开。

② 注射器针头斜面向下插入安瓿的液面下,吸取疫苗。

③ 吸取疫苗后,将注射器的针头向上,排空注射器内的气泡,直至针头上有一小滴疫苗出现为止。

(2) 使用含有吸附剂的疫苗前,应当充分摇匀。

(3) 使用冻干疫苗时,用注射器抽取稀释液,沿安瓿内壁缓慢注入,轻轻摇荡,使疫苗充分溶解,避免出现泡沫。

(4) 安瓿启开后,未用完的疫苗盖上无菌干棉球冷藏。活疫苗超过 0.5 h、灭活疫苗超过 1 h 未用完,应将疫苗废弃。

(5) 冰排溶化后,应及时更换;在接种门诊,下班前应将未开启的疫苗存入冰箱冷藏室内。

五、注意事项

确保使用的是生产厂家提供的稀释液,确保稀释液和疫苗是相同的温度。如果稀释液温度过高,可以先放入冰箱使之冷却至疫苗相同的温度。

(1) 开启疫苗和稀释液的瓶盖。

(2) 对于锡林瓶不要拔开胶塞。

(3) 消毒。

(4) 用生产厂家提供的稀释液进行稀释。

(5) 用稀释注射器抽取稀释液。

(6) 将针头插入疫苗瓶中。

(7) 将稀释液注入冻干疫苗瓶中。

(8) 把稀释用注射器放入安全盒中。

(9) 接种后，将注射器直接放入安全盒中。

(10) 不要回盖针帽，以免针刺伤。

六、接种操作

(一) 确定接种部位

接种部位要避开疤痕、炎症、硬结和皮肤病变处。

(二) 消毒方法

用灭菌镊子夹取 75%乙醇棉球或用无菌棉签蘸 75%乙醇，由内向外螺旋式对接种部位皮肤进行消毒，涂擦直径不小于 5 cm，待晾干后立即接种。禁用 2%碘酊进行皮肤消毒。

(三) 安全注射

接种前方可打开或取出注射器具；在注射过程中防止被针头误伤；注射完毕后不得回套针帽。

七、接种记录、观察与预约

(1) 接种后及时在预防接种证、卡(簿)或计算机上记录所接种疫苗的年、月、日及批号。接种记录书写工整，不得用其他符号代替。

(2) 告知家长或监护人，受种者在接种后留在接种现场观察 15～30 min。如出现预防接种异常反应，及时处理和报告。

(3) 与儿童家长或其监护人预约下次接种疫苗的种类、时间和地点。

(4) 负责新生儿接生的单位在接种第 1 剂乙肝疫苗后，应当填写首剂乙肝疫苗接种登记卡，同时告知家长在 1 个月内到居住地的接种单位建证、建卡，并按免疫程序完成第 2、3 剂乙肝疫苗接种。

八、接种后的工作

(1) 清洁冷藏容器。

(2) 使用后的自毁型注射器、一次性注射器及其他医疗废物严格按照《医疗废物处理条例》的规定处理。

(3) 废弃已开瓿的疫苗;冷藏容器内未打开的疫苗做好标记,放冰箱保存,于有效期内在下次接种时首先使用;清理核对接种通知单和预防接种卡(簿),及时上卡,确定需补种的人数和名单,下次接种前补发通知。

第三节 预防接种工作的管理

一、资料管理

(1) 国家对儿童实行预防接种证制度。接种单位必须按规定为适龄儿童建立预防接种证,作为儿童预防接种的凭证、记录和证明;同时,做好其他适龄人群预防接种的记录工作。

(2) 在儿童出生后 1 个月内,其监护人应当到儿童居住地的承担预防接种工作的接种单位为其办理预防接种证。未按时建立预防接种证或预防接种证遗失者应及时到接种单位补办。

(3) 户籍在外地的适龄儿童寄居当地时间在 3 个月及以上,由现寄居地接种单位及时建立预防接种卡(簿)。

(4) 儿童迁移时,原接种单位应将儿童既往预防接种史的证明交给儿童家长或其监护人及转入(迁入)地接种单位。

(5) 半年核查整理预防接种卡(簿),剔除迁出、死亡或失去联系 1 年以上的卡片,书面记录,并由接种单位另行妥善保管。

(6) 建立入托、入学查验接种证制度。发现未按照国家免疫规划受种的儿童,应会同托幼机构、学校督促其监护人在儿童入托、入学后及时到接种单位补种。

(7) 接种证由儿童监护人保管;接种卡(簿)由接种单位保管,保管期限应在儿童满 7 周岁后再保存不少于 15 年。

二、流动儿童预防接种管理

(1) 主要指户籍在外县、在暂居地居住满 3 个月的不大于 7 周岁儿童。

(2) 流动人口和计划外生育儿童与本地儿童享有同样的权利。

(3) 主动搜索单独的卡(簿)管理。

(4) 书面记录外地儿童的接种资料,儿童外出、返回时间,转卡记录。

三、疫苗管理

（1）疫苗应该按照品种、批号分类码放。

（2）疫苗储存和运输的温度要求乙肝疫苗、卡介苗、百白破疫苗、乙脑灭活疫苗、A群流脑疫苗、A+C群流脑疫苗在2～8 ℃条件下运输和避光储存，要求脊灰疫苗、麻疹疫苗、乙脑减毒活疫苗、风疹疫苗在－20～8 ℃的条件下运输和避光储存。

四、疫苗的领取与登记

（1）购进、分发、供应疫苗记录。

（2）记录应当保存至超过疫苗有效期2年以备查。

（3）经常核对疫苗进出情况，日清月结，每半年盘查1次，做到账、苗相符。

第八章　食品安全与公共营养

第一节　食品安全

一、食品安全的内涵

（一）食品的含义

食品是人类赖以生存和发展的重要物质基础。我国《食品安全法》沿用了《食品卫生法》中食品的概念：食品是指各种供人食用或者饮用的成品和原料以及按照传统既是食品又是药品的物品，但是不包括以治疗为目的的物品。

（二）食品安全的核心问题

人类很早就意识到了食品安全的问题。在人类文明的早期，不同地区、不同民族都在长期生活经验的基础上，在不同程度上开始形成了一些有关卫生和安全的禁忌、禁规。20世纪后期，随着食品资源的过度开发，食品生产规模的急剧扩大，生态环境污染的日趋严重，特别是现代食品工业和全球性贸易的快速发展，世界范围内食品安全恶性事件不断发生，进一步引起全球各国对食品安全的认识和关注。

食品安全的核心问题是人类与自然的一种内在的良好依存关系。食品安全不仅包括保证食品总量的供给，而且包括从食品质量引申的食品生产与消费对生态环境与人类健康的影响。从微观上看，食品安全更多体现在市场环境下消费群体的消费倾向与要求，即对健康食品的需求，这是社会进步的体现；从宏观上看，食品安全是在维护和改进生态环境的原则下，运用某种生产体系或方式而实现的一种生产成果。

1. 狭义食品安全

狭义食品安全是指一个国家对可供人们直接食用的各种食物的营养、质量、卫生、检疫、价格、市场供应等诸多方面的需求。

换言之，如果食品在上述任何一个环节，尤其在质量、营养方面出现问题，而且不能及时纠正和解决，就会影响人们的生活和身体健康。当这种影响在较大范围内出现时，就会形成狭义的食品安全问题，比如SARS的暴发曾导致一些城市出现食品短缺现象，“多宝鱼事件”“苏丹红事件”“三聚氰胺乳粉事件”等都属于狭义的食品安全问题。

2. 广义食品安全

广义食品安全是指一个国家对可供人们直接食用的食品和各种原料性食品的生产、储存、加工、保鲜、营养、质量、检疫、卫生、价格、库存、市场供应等诸多方面能否保证社会正常运转和消费者需求。

如果食品在上述任何一个环节出现问题，并且未能及时纠正和解决，就会构成对人们和社会正常生活的影响。若这种影响在较大范围内出现，就会形成广义的食品安全问题。最常见的广义食品安全问题就是食品、农产品或粮食短缺，也包括环境污染、气候变暖以及政治动乱对食品造成的相关影响。

（三）食品安全与食品卫生

1960年，世界卫生组织在《加强国家级食品安全计划指南》中，将食品安全定义为“对食品按其原定用途进行制作和食用时，不会使消费者受害的一种担保”，而食品卫生则被解释为“为了确保食物安全性和适用性，在食物的所有阶段必须采取的一切条件和措施”，把食品安全和食品卫生进行了比较细微的差别性界定。而世界卫生组织在1984年通过的《食品安全在卫生和发展中的作用》中，将食品安全定义为“生产、加工、储存、分配和制作食品过程中确保食品安全可靠、有益于健康且适合人民消费的种种必要条件和措施”。

1995年10月30日公布实施的《中华人民共和国食品卫生法》将其定义为：“食品卫生是指食品应当具有的良好的性状，也就是食品要达到的标准和要求”，包括以下三个方面：食品应当无毒无害，不能对人体造成任何危害；食品应当具有相应的营养，以满足人体维持正常生理功能的需要；食品应当具有相应的色、香、味等感官性状。

二、食品安全危害及其来源

（一）食品安全危害的概念

食品安全危害是指损坏或影响食品的安全和质量，以及使用食品后可能对人体健康和生命安全造成危害的因子或因素。

食品安全危害的因素主要包括生物性、化学性、物理性以及转基因食品等方面产生的危害因素。这些危害因素引起的食品安全问题通常表现为食源性病害。

食源性病害包括具有急性短期效应的食源性疾病以及具有慢性长期效应的食源性危害。食源性疾病包括食物中毒、肠道传染病、人兽共患传染病、肠源性病毒感染以及肠道寄生虫病等。食源性危害包括有害物质引起的干扰代谢，影响生理功能（含免疫功能），致突变、致畸、致癌等潜在性损害等。

（二）食品安全危害的主要来源

1. 生物性危害

食品的生物性危害主要包括微生物、寄生虫及昆虫的污染，其中以微生物污染最为广泛。无论在任何国家和地区，生物性污染都是危害食品安全的重要因素。据世界卫生组织统计，在全世界每年数以亿计的食源性疾病患者中，有70％的患者是由于饮用或食入各种致病性微生物污染的水和食物所致。

（1）微生物污染来源

微生物污染主要为细菌和毒素、霉菌和毒素以及病毒。其中，致病菌的来源主要是患者、病畜和带菌者，可通过空气、土壤、水、食具、患者的手或排泄物污染食品；真菌在自然界分布极广，有病害的作物、空气、土壤及容器、家具等都可使食品受到污染；病毒是一类非细胞型微生物，只能在被污染的食物中生存，但不能繁殖。常见的可污染食品并危害人体健康的病毒有甲型肝炎病毒、脊髓灰质炎病毒及口蹄疫病毒等。

（2）寄生虫污染

与食品安全关系密切的寄生虫以蠕虫类为主，如吸虫、绦虫、线虫等，水果、蔬菜易受到蛔虫卵的侵袭。寄生虫的污染来源主要为患者、病畜及水生物，常常由于患者、病畜的粪便首先污染水质或土壤，从而使家禽、鱼类及蔬菜等受到感染或污染，也可直接污染食品。

（3）昆虫污染

当食品的储存环境卫生条件不良或管理不善时，极易被昆虫污染。在温度、湿度适宜的条件下，昆虫可能会在食品中大量生长繁殖。污染粮食的昆虫主要有甲虫、螨虫和蛾类，污染肉、鱼、酱类的昆虫主要有蝇蛆等。某些干果类（如枣、栗子）及高糖食品（如糕点、饼干）极易受到昆虫污染。昆虫污染食品的特点和主要卫生问题是：食品的感官性状恶化，营养质量降低，甚至完全失去营养价值。但尚未发现因昆虫污染食品引起的对人体健康的显著危害。

2. 化学性危害

化学性危害的范围极广，情况十分复杂，包括各种有害金属、非金属及其有机化合物或无机化合物，如汞、铅、砷、氰化物、有机氯、亚硝基化合物等，种类繁多。化学污染一般有以下几种来源和方式。

(1) 农药、兽药污染

由于农药或兽药使用不当，造成食品污染并有一定的残留。农药的残留问题因农药的大量生产和广泛使用而产生。有些品种性质稳定，半衰期长，不易降解，有蓄积作用。兽药一般在食品中的残留不高，但对人体健康的危害也不容忽视。

(2) 滥用食品添加剂

违反规定使用或滥用食品添加剂就会带来食品安全问题。随着食品加工工业的发展，食品添加剂的种类越来越多，污染食品的机会也随之增多。

(3) 工业“三废”污染工业

“三废”(废水、废气、废渣)中可能含有汞、镉、铅、砷等有毒金属或非金属元素及多氯联苯等有机污染物，若不经无害化处理排入农田、水体、大气中，可污染农作物或水生物。特别是工业“三废”中的某些有害物质污染环境后，还会通过食物链由低等生物向高等生物逐次转移，产生生物富集作用。

(4) 食品容器和包装材料的污染

盛装食品的陶瓷、塑料、玻璃制品及其他包装材料中的某些有毒物质溶解可对食品造成污染。陶瓷中的铅、聚氯乙烯塑料中的氯乙烯单体和增塑剂等都可能转移到食品中，油墨、纸张中的多环芳烃化合物、多氯联苯等易为含油脂的食物吸收。

(5) 误用化学污染物

某些化学污染物的外观与某些食品原料相似，若存放不当，可因误用而进入食物中，对食物造成污染，如甲醇与乙醇、亚硝酸盐和硝酸盐等的混用。

3. 物理性危害

食品中的物理性危害因为具有局限性和不易扩散的特点，长期以来没有受到足够的重视。一般认为，物理性危害仅影响食品的感官性状，并可凭消费者感官进行鉴别和预防。随着食品工业的发展，加工食品中的物理性危害极容易对消费者(甚至大面积的消费者)造成严重的伤害。物理性危害包括食品生产、加工、运输和销售过程的杂物污染和放射性污染。

(1) 杂物污染

杂物污染主要来源于原料、加工机械、人员、运输工具和各种包装的金属物、玻璃物、石头、骨头、塑料、毛发、粪便和污水等。食品的掺假掺杂(如粮食中掺入砂石和滑石粉、肉中注入水、乳粉中加入三聚氰胺、八角中掺入莽草等)行为往往会造成重大食品安全事故。

(2) 放射性污染

环境中的放射性物质，经沉降或直接排放到地面，导致地面土壤和水源的污染，然后通过作物、水产品、饲料、牧草等进入食品，最终进入人体引起放射性的危害。

4. 转基因食品危害

转基因食品又称为基因改良性食品，是指采用现代生物技术，将某些生物的基因转移到其他物种中去，改造生物的遗传物质，使其在营养品质、消费品质等方面向人们所需要的方向转变。以转基因生物为直接食品或为原料加工生产的食品就是转基因食品。目前，世界范围内对于转基因食品的安全性尚无定论，但由于转基因食品引入了外源基因或修饰内源基因，打破了物种之间的界限，可能对上万年才形成的生态平衡造成意想不到的影响。尽管迄今为止尚未发现转基因食品对人体造成危害的实例，但也不能证明转基因食品安全无害。已有研究认为，转基因食品可能存在着致敏性、耐药性、致毒致害作用以及增强食物中的毒素和抗营养因子等潜在危害。

三、中国食品安全现状

（一）我国食品安全水平在不断提高

改革开放以来，我国在提高食物总供给量、增加食物多样性以及改进国民营养状况方面取得了令人瞩目的成就，食品安全水平也在不断提高。特别是进入20世纪90年代中后期，中国主要食品总产量持续增长，谷物、水果、肉类、禽蛋、水产品等6类食品总产量位居世界第一。2002年，我国人均粮食、油料、猪牛羊肉、禽蛋、奶、水产品占有量已经分别达到357 kg、22.6 kg、40.8 kg、19.2 kg、10.2 kg和35.6 kg，在解决食品供给数量方面已经取得了明显的成就。同时，我国食品安全水平也得到了持续有效的提高。从1982年到2003年的20年间，卫生部对食品安全进行的年度抽样监测表明，我国食品卫生平均合格率在1982年为61.5%，在1994年时上升到82.3%，在2001年时进一步提高到88.6%。其中，粮食、酒类、罐头、食糖、水产品、植物油、乳制品等13类产品抽样合格率均达到90%以上。2003年，卫生部对全国21个省、自治区、直辖市的9类239种市售食品进行了抽样检测，结果表明，合格的种类有232种，合格率达到97.1%。卫生部还进行了食品中污染物、添加剂、重金属的专项抽检，在检测的583件样品中，合格的有561件，合格率达到96.2%。与之相适应，我国食物中毒总体发生数量和中毒人数呈下降趋势。根据卫生部门提供的数据，我国1992年的食物中毒发生起数为1 405起，2001年为696起，2008年为431起，中毒人数和中毒死亡人数也下降了50%以上。

（二）我国食品安全存在的问题还非常严峻

长期以来，我国的食品供应体系主要是围绕解决食品供给量问题而建立起来的，对于食品安全的关注程度不够。我国食品行业在原料供给、生产环境、加工、包装及销售等环节的安全管理，都存在严重的不适性。特别是自2003年以来，随着我国人均GDP达到1 000美元，进入社会转型期，"苏丹红""孔雀石绿""三聚氰胺"等重大食品安全事故的发生，使食品安全成为社会问题的焦点。目前，由致病微生物和其他有毒、有害因素引起的食物中毒、食源性疾病对我国的食品安全构成了显著的威胁。

1. 微生物污染是影响我国食品安全的最主要因素

长期以来，食品生产、加工过程中所引发的微生物污染对人民群众造成了严重的健康损害。微生物性食物中毒居各类食物中毒病原的首位，占食物中毒规模的40%。

在微生物污染中，细菌性污染是涉及面最广、影响最大、问题最多的一种污染。在食品的加工、储存、运输和销售过程中，原料受到环境污染、杀菌不彻底、储运方法不当以及不注意卫生操作等是造成细菌和致病菌超标的主要原因。食品中常见的致病菌有葡萄球菌、样芽孢杆菌、沙门菌、致病性大肠埃希菌等。通常，在水分活度较高以及储存时间较长的食品中容易发生此类危害。

食品真菌危害的产生主要是在食品加工、储存、运输和销售过程中不注意操作卫生，或者因产品过期保存等造成的。比较常见的是曲霉、青霉、毛霉、根霉、镰刀菌等20余种。真菌还会产生对人体有害的毒素，比如黄曲霉毒素、杂色曲霉毒素、黄米霉毒素、岛青霉素、展青霉素、赭曲霉素等。

2. 农业投入品滥用或使用不当

它是影响我国食品安全的源头。农业投入品的大量使用，对促进我国农业的持续和高速发展起到了重要作用，同时也是影响我国食品安全的源头和重要因素。最常见的来源包括以下几个方面。

(1) 化肥

化肥污染主要表现在过量氮肥的投入，导致氮肥不仅不能被蔬菜等作物全部吸收和利用，反而会转化成硝态氮在土壤中大量积累，引起蔬菜中硝酸盐含量过高和地下水污染。亚硝酸盐中毒可引发高铁血红蛋白血症，并致人死亡。亚硝酸盐可进一步生成亚硝胺和亚硝酸胺等亚硝基化合物，这些均是致癌因子。

我国早已成为世界上化肥施用量最多的国家之一，单位面积氮肥的施用量为世界平均水平的3倍，大量未被农作物吸收利用的氮营养素以滞留、吸附、反硝化等方式污染土壤环境，导致蔬菜中硝酸盐和亚硝酸盐的含量超标。

(2) 农药不科学、不合理使用

农药可能导致农产品中农药残留超标，严重时可以引起消费者急性中毒。长期食用农药残留超标食品，可能对消费者身体造成慢性危害，并有可能引发多种慢性疾病(如肿瘤、生育能力下降等)。

世界上农药常用品种约500种，在发达国家，一般杀虫剂占总产量的30%，除草剂占50%，杀菌剂占18%。我国农药只有200多种，其中产量较大的基本品种仅10余种，绝大多数又是有机磷类杀虫剂，占总量70%以上，其中高毒品种的产量又占有机磷农药产量的70%。农药品种结构单一、使用效率低，可带来严重的后果。首先，高毒农药(如甲胺磷、久效磷、对硫磷和甲基对硫磷等)常常造成人畜急性中毒。其次，有些农药虽然急性毒性不高，但长期使用会对人体造成致癌、致畸、致突变的影响。第二次全国37个省会城市和计划单列市的蔬菜农药残留定点监测结果表明，蔬菜农药残留超标率大于15%的有18个，其中超过30%的有4个。再次，农药结构单一和使用不当引起的病虫抗药性问题日益普遍和频繁，导致防治效果大幅下降，进一步导致农药施用量的上升。此外，我国施药机械落后，导致农药利用率低(平均只有30%左右)，其余则漂移、流失，从而污染土壤和水等。

(3) 兽药

从广义上来说，兽药包括化学药物、饲料添加剂和生物制品。由于药物具有良好的保健和促生长作用，故在畜牧业中应用日趋普遍，用量也逐年增加。但兽药残留可给人体健康带来一些不利影响，主要表现为变态反应与过敏反应、急性毒性作用、细菌产生耐药性，以及“三致”(致癌、致畸、致突变)作用。

由于我国畜牧业经济实体规模小、数量多，一线从业人员普遍素质偏低，用药存在着很多误区，无休药期概念，在畜产品中兽药残留现象往往非常严重。近几年出现的猪肉“瘦肉精”事件，以及水产品的“氯霉素”和“孔雀石绿”事件、输欧肠衣中药物(氯霉素、呋喃类药物)事件都是兽药残留的问题。

(4) 饲料

养殖业产业化和饲料工业化的发展，在解决了散、乱、差的同时，也留下了更大的安全隐患，特别是饲料中各种添加剂、激素和药品的应用，是目前最为突出的问题。猪肉“瘦肉精”事件多次发生就是一个典型的例子。2002年下半年全国饲料和饲料添加剂质量监督抽查发现，安定、喹乙醇、土霉素、金霉素、盐酸克伦特罗和呋喃唑酮等饲料违禁药品都被大量检出。在饲料中超范围和超量添加各种添加剂，甚至添加未经审定公布的添加剂，在生产中不遵守休药期等规定，在一些地区中已经不是个别现象。

3. 环境污染对食品安全的影响越来越严重

由于工业"三废"和城市垃圾的不合理排放,我国产地环境受到了严重威胁。目前,我国1 200多条河流中,850多条江河受到不同程度的污染,130多个湖泊和近海区域都不同程度地存在富营养化的问题,我国海域的"赤潮"不断发生。据估算,我国重金属污染耕地已经达到3亿亩,农药污染耕地达1.36亿亩,污水灌溉污染耕地达3 250万亩。2002年,对30万公顷基本农田保护区抽样监测表明,土壤重金属超标率高达12.1%。

4. 食品制假、售假问题突出

近年来,由于食品生产者为牟取暴利,不顾消费者的安危,在食品生产经营中大肆掺假使杂,并逐渐在行业内相互效仿,导致了一系列重大食品安全事故的发生,并逐渐引发了整个社会的食品安全信任危机。比如,用工业用化学品生产加工有毒有害食品,用矿物油抛光大米,用过氧化氢、甲醛等加工水产食品,用皮革水解物和甘氨酸配制乳制品和乳饮料,在腐竹和粉丝中加入非食用物质吊白块等。其中,乳制品中违规添加三聚氰胺是一个非常典型的例子。

5. 新品种、新技术和新资源食品带来潜在威胁

近年来,我国许多新的食品种类大量增加,很多新型食品在没有经过危险性评估前,就已经在市场上大量销售,导致很多潜在的食品安全风险。许多传统药用资源,未经过系统的毒理学评价,也未经过国家审定认可,就以普通食品和保健食品的名义,通过各种渠道大肆销售,给人民群众身体健康特别是很多不适用人群的健康带来极大危害。

四、我国食品安全的监管体制

(一) 食品安全监管体制的发展

中华人民共和国成立后我国食品安全的监管主要可以分为以下几个阶段。

1. 从中华人民共和国成立到20世纪70年代

我国的食品安全工作主要是以道德规范管理和行政管理为主,以预防食物中毒和管理一般的食品卫生质量为主要内容,主要依据是早期各地方政府颁布的饮食物品管理办法、卫生部和商业部联合制定的《食品加工、销售、饮食业卫生"五四"制》、卫生部颁布的《食品卫生管理试行条例》并于1979年修订为《中华人民共和国食品卫生管理条例》。

2. 1980—2008年

以1983年7月1日开始实施的《中华人民共和国食品卫生法(试行)》为标志,我国食品安全监管工作开始进入法制化管理的时代。进入21世纪后,世界

各国对食品安全的重视程度达到了空前的水平，实行“从农田到餐桌”，涵盖食物种植、养殖、加工、包装、储藏、运输、销售和消费的全程食品安全监督管理成为共识。2004 年 9 月，国务院发布了《关于进一步加强食品安全工作的决定》，在食品卫生监督管理体制的基础上，建立了“全国统一领导、地方政府负责、部门指导协调、各方联合行动”的新型食品安全监督管理体制。按照食品链一个环节由一个部门监管的原则，采取“分段监管为主、品种监管为辅”的方式，卫生部、农业部、质检总局、商务部、发展与改革委员会各司其职，食品药品监督管理局综合协调，并逐步发布了《中华人民共和国农产品质量安全法》《食品生产加工企业质量安全监督管理实施细则(试行)》《工商行政管理系统流通环节食品安全监督管理责任及责任追究办法(试行)》以及《流通领域食品安全管理办法》等一系列法规和规章。

3. 2009 年以来

以 2009 年 6 月 1 日开始实施的《中华人民共和国食品安全法》为标志，原有《食品卫生法》被取代，我国食品安全监督体制进入了全新的阶段。在原有“分段为主、品种为辅”的监管体制基础上，进一步理顺和明确了各个监管段的责任和义务，建立了覆盖全社会的食品安全监管网络。此外，在食品安全的监管上，《农产品质量法》同时作为《食品安全法》的重要补充。

(二) 当前我国食品安全监管的体制

根据现行《中华人民共和国食品安全法》的规定，当前我国食品安全仍然采用分段监管的体制。其中，国务院卫生行政部门承担食品安全综合协调职责，负责食品安全风险评估、食品安全标准制定、食品安全信息公布、食品检验机构的资质认定条件和检验规范的制定，组织查处食品安全重大事故；国务院质量监督部门负责食品生产加工环节的监督管理，包括食品生产加工企业生产许可、进出口食品安全的监管、检验机构的资质认定等工作；国务院工商行政管理部门负责食品流通环节的监督管理；国家食品药品监督管理部门负责对餐饮服务活动实施监督管理。在此基础上，国务院设立食品安全委员会，作为高层次的议事协调机构，加强各有关监管部门的协调和指导。

现行食品安全管理的总体思路体现在以下几点。

1. 建立以食品安全风险评估为基础的科学管理制度

食品安全风险评估结果将成为制定食品安全标准、确定食源性疾病控制对策的重要依据。

2. 坚持预防为主的原则

遵循食品安全监管规律，对食品的生产、加工、包装、运输、储存和销售等各个环节，对食品生产经营过程中涉及的食品添加剂、食品相关产品、运输工具等各有关事项，有针对性地确定相关制度，并建立良好生产规范、危害分析和关键控制点等机制，做到防患于未然。同时，建立食品安全事故预防和处置机制，提高应急处理能力。

3. 强化生产经营者作为保证食品安全第一责任人的责任

通过确立制度，包括不安全食品召回制度、食品标签制度和索票索证制度，加大对食品生产经营违法行为的处罚力度，引导生产经营者在食品生产经营活动中重质量、重服务、重信誉、重自律，以形成确保食品安全的长效机制。

4. 建立以责任制为基础，分工明确、责任明确、权威高效、决策与执行适度分开、相互协调的食品安全监督体制

进一步明确地方人民政府对本行政区域的食品安全监管负总责。赋予行政机关必要的监管权力，同时强化行政机关监管不到位应承担的法律责任。

5. 建立畅通、便利的消费者权益救济渠道

食品消费者有权检举、控告侵害食品消费者权益的行为，因食品、食品添加剂或者食品相关产品遭受人身、财产损害的，有依法获得赔偿的权利。

第二节 公共营养

人类必须每日从外界摄取饮食，以供其生存、生活和工作（劳动）的需要，因此，人类开始了对饮食营养的探索。从字面上讲，“营”就是谋求，“养”是养生，“营养”就是谋求养生，即为了生活以及生活得更好。从现代科学的定义来看，营养就是摄取食物，经过体内的消化、吸收和代谢，用食物中对身体有用的物质作为构造机体的材料，达到满足机体生理功能和一切活动需要的过程。这个过程中的有用物质或材料就是营养素，而食物就是营养素的载体。

现代营养学可以分为食物营养和人体营养两大领域，因此，营养学研究的目的就是探索食物中对人体有用的成分及其在人体中发挥作用的过程，最终促进健康。

营养学是预防医学的组成部分之一，具有较强的实践性。从理论上讲，营养学在公共卫生领域发挥着连接基础医学与临床医学的重要纽带作用；从应用上讲，营养学可以指导群体或个体的合理饮食，防病保健。其中的公共营养还参与指导国家的食物生产、食品加工等，使营养学在社会实践中造福于人民。

一、公共营养基础

（一）公共营养的定义

目前公共营养比较公认的定义是：公共营养是基于人群营养状况，有针对性地提出解决营养问题的措施，它阐述人群或社区的营养问题以及造成和决定这些营养问题的条件。公共营养的工作重点从个体水平转向群体水平，从微观营养研究转向范围广泛的宏观营养研究，如营养不良的消除策略、政策与措施等。

公共营养是公共卫生的一个组成部分，但超出了公共卫生领域（如经济学研究、人道主义援助等）；在一些主要方法上与公共卫生有不同的地方，如考虑到健康以外的经济主义援助等；在一些主要方法上与公共卫生有不同的地方，如考虑到健康以外的经济学、与食物相关的贸易或农业领域的公共政策，其所关注的农业、食物价格政策或政治等问题不是公共卫生与营养所研究的一般内容。

（二）公共营养的特点

1. 实践性

把营养学的成果转化为社会效益，首先要求具有基础营养、食物营养的知识和技能；在判断和改善营养与健康的关系上，还要了解饮食习惯、经济条件、经济体制和政策。综合分析问题和寻找措施，才能使营养学在社会实践中发挥实用价值。

2. 宏观性

面对的对象可能是不同国家、地区的各种人群，要从对总体健康的影响上分析营养中存在的问题，包括营养与经济购买力、食品经济结构、经济发展趋势、国家/地区营养政策等的关系。

3. 社会性

研究的内容与政治、经济发展、农业政策、环境、人道援助，甚至与营养改善的法律、法规等的制定、修订和执行有关，解决营养问题的方法更要考虑到卫生领域以外（如贸易、农业等）的公共政策等。

4. 多学科性

公共营养属于营养学，但研究方法更多。例如结合了基因学、临床医学和社会科学（包括人类学、社会学、经济学、政治学等）。

二、公共营养的工作目的和内容

（一）公共营养的工作目的

公共营养旨在人群基础上阐述膳食及营养问题，并解释这些问题的程度、影响因素、结果以及如何制定政策、采取措施予以解决。其目的简单讲就是要集中解决营养方面的焦点问题，更好地改善营养状况。公共营养就是将营养科学原理应用于人民生活实践而形成的有关理论、技术和社会性措施，是营养科学中带有鲜明社会实践特点的内容。

目前，我国居民食物消费处于由温饱向小康转变的过渡期，故制定合理的营养政策、科学调整食物结构，以便预防控制慢性病，并引导国家食物生产，促进我国居民形成合理食物消费习惯，最终促进社会稳步发展。

（二）公共营养的工作内容

公共营养具有实践性、应用性、广泛性和有效性，其工作内容、范围日益扩大。世界卫生组织曾经用“社会营养监测”概括其主要工作。我国的公共营养的工作内容包括以下 10 个方面。

1. 膳食营养素参考摄入量的制定、修订与执行

这是公共营养工作的基础。人体每天都要从外界饮食中摄入各种营养素，因此，必须科学地安排每日膳食，以满足数量和质量都合理的营养素的摄取。由此，营养学家提出了适用于不同年龄、性别、劳动强度、生理状况的人群膳食营养素参考摄入量，用以指导合理膳食，制订膳食计划，评价人体和群体膳食质量。

2. 膳食结构和膳食指南

膳食结构是膳食中各类食物的数量及其在膳食中所占的比例，它反映了人们的饮食习惯、生活水平，也反映了国家的经济发展水平和农业发展状况。为了指导民众合理地选择和搭配食物，各国都制定了相应的膳食指南。中国营养学会于 1997 年发布了《中国居民膳食指南》，并在 2007 年对此进行修订，发布了 2007 版的《中国居民膳食指南》，帮助人们了解和运用膳食指南指导日常生活、促进健康。

3. 营养调查和评价

营养调查和评价是公共营养的主要工作内容和方法之一。我国在 1959 年、1982 年、1992 年分别进行了全国性的营养调查，2002 年开展了“中国居民营养与健康状况调查”，并将第四次全国营养调查与肥胖、高血压、糖尿病等慢性病调查一起进行，有助于全面了解我国居民的膳食组成变化、营养状况。

4. 营养监测

营养监测侧重于从环境、社会经济条件方面调查人群营养状况，从政策上、社会措施上探讨改善人们营养状况和条件的途径。它不同于营养调查，是宏观的营养信息的分析和社会性营养措施的制定与推行。

5. 营养教育

营养教育是健康教育的一个分支和组成部分，主要是通过营养信息交流和行为干预，帮助个人和群体掌握食物与营养知识以及健康生活方式的教育活动与过程，其目的是消除或减轻影响健康的膳食营养因素，预防与膳食有关的慢性病的发生发展，提高健康水平和生活质量。营养教育是一项投入少、受益面广、收效大的投资，是改善我国公众营养不良的有效途径。

6. 食物营养计划与营养改善

食物营养计划旨在鉴别、发展、执行和评价把营养改善作为优先目标的政策和项目，它应作为所有国家、社会优先发展的目标之一。常见的营养改善项目有增加食物与农业生产项目，食物储存、流通和分配项目，特殊项目（食物强化、国家大豆行动计划等）。

7. 社区营养

社区营养是公共营养的重要方面，目的是通过开展营养调查、营养干预、营养监测、营养教育等社区营养工作，提高社区人群的营养知识水平，促进社区人群的营养状况。其工作的开展需要社区领导与居民建立互动关系。

8. 饮食行为

人们的摄食行为（食物选择、购买、烹调方法、食用方法等）是受相关实物和健康信念支配的，由此也影响了人们对营养素的摄入，进而影响营养和健康状况。不健康的饮食行为与营养缺乏症、骨质疏松症、结肠癌等有关。

9. 食品安全

食品安全问题涉及农业、轻工、工商、卫生、质量技术、健康教育以及新闻媒体等众多部门，我国于 2009 年 6 月 1 日起正式实施的《中华人民共和国食品安全法》对各部门的职责做出了新的规定。随着社会的发展、人民生活水平的提高，新的食品安全问题还将不断出现，也必须得到有效控制。食品问题是相对的，不是绝对的，在进行食品安全性分析时，应从食品构成、食品科技、现有检测方法条件的现实出发，在明确提供营养全面和优质食品的同时，力求将可能存在的任何风险减小到最低程度，以保证公众的利益。在国际贸易中，食品安全还关系到国际经济、信誉和技术成就。

10. 食物与营养的政策与法规

国家制定食物与营养的政策与法规可对食物的生产、消费、人群营养与健康、增强综合国力提供强有力的法律保障。我国有关食物与营养立法从1964年开始,先后发布了《食品营养强化剂卫生管理办法》《保健食品管理办法》《中国营养改善行动计划》《转基因食品卫生管理办法》等,为改善我国居民营养状况、保护人民健康提供了有力的法律保障。

三、我国营养政策与措施

(一)营养政策

1. 20世纪90年代《中国食物结构改革与发展纲要》

该纲要包括4个部分,共23条。其从食物发展现状方面重点分析了20世纪80年代以来食物发展与食物改善的成就,指出食物结构与食物消费领域存在的不合理、不科学问题,导致营养过剩和营养不良同时存在。强调由温饱到小康是改变食物与营养结构的关键时期,必须抓住机遇进行改革,同时要充分利用食物发展的巨大潜力。提出要坚持食物生产与消费协调发展,全面开发利用国土资源与食物资源,按照"营养、卫生、科学、合理"的原则,统筹安排生产、加工和流通各个环节,改变食物结构与消费习惯,走出一条符合中国国情的食物发展道路。同时,还对城乡不同地域以及贫困地区等提出了不同目标。在政策措施方面,要求各部门围绕食物发展制定配套政策,对种植业、畜牧业、渔业、食品加工业提出结构改革的重点;推广居民膳食指南,建立合理的膳食营养结构;增加投入,加强基础设施建设,依靠科技进步和人才培养,提高食物生产的集体化水平;大力加强食品的卫生与质量监督,完善营养管理体系。在组织领导方面,要求加强对食物发展工作的领导,加快管理体制改革,成立国家食物与营养咨询委员会。

2.《中国食物与营养发展纲要(2001—2010年)》

该纲要包括4个部分,共28条。在简要回顾了1993年以来食物与营养发展的主要成就后,指出食物生产、消费、营养不协调以及食物质量、安全与卫生存在隐患等问题,分析了今后10年面临的新形势。强调抓住重点领域(奶类、大豆及食品加工)、重点地区(农村地区,尤其是西部农村地区)、重点群体(少年儿童、妇幼及老年人),坚持食物生产与消费协调发展,坚持食物资源利用与保护相结合,坚持优化结构与预防疾病相结合,坚持继承与创新相结合等五项原则。在政策措施方面,针对提高食物供给能力,保护食物资源环境,加强科研与普及营养知识,改善营养结构与保障食物安全以及加强食物与营养工作领导等问题,提出了重点措施。

（二）营养措施

1.《中国营养改善行动计划》

《中国营养改善行动计划》是我国第一个有关营养工作的专门文件。其总目标是通过保障食物供给，落实适宜的干预措施，减少饥饿和食物不足，降低蛋白质营养不良的发生率，预防、控制和消除微量营养素缺乏症；通过正确引导食物消费，优化膳食模式，促进健康的生活方式，全面改善居民的营养状况，预防与营养有关的慢性病。

2. 食品营养标签

食品营养标签是食品标签的重要内容，它显示了食品的营养特性和相关营养学信息，是消费者了解食品营养组分和特征的主要途径。食品营养标签的管理工作受到国际组织和许多国家重视，大多数国家都制定了有关法规和标准，国际食品法典委员会先后制定了相关标准和技术文件。世界卫生组织 2004 年调查的 74 个国家中，没有食品营养标签管理法规的国家只有 19 个（占 25.7%），有法规的国家为 55 个（占 74.3%），其中 10 个国家强制性执行。为了指导和规范食品营养标签的标示，引导消费者合理选择食品，促进膳食营养平衡，保护消费者知情权和身体健康，卫生部制定了《食品营养标签管理规范》，于 2008 年 5 月 1 日起正式施行。

《食品营养标签管理规范》共 21 条，包括 3 个技术附件，即《食品营养成分标示准则》《中国食品标签营养素参考值》《食品营养声称和营养成分功能声称准则》。按要求，在我国销售的预包装食品，其标示营养标签时，应当符合管理规定。国家鼓励食品企业对其生产的产品标示营养标签。卫生部根据规范的实施情况和消费者健康需要，确定了强制进行营养标示的食品品种、营养成分及实施时间。

第九章 药品安全管理

第一节 药品安全概述

药品是指用于预防、治疗、诊断人体疾病，有目的地调节人的生理功能并规定有适应证或者功能主治、用法和用量的物质，包括中药材、中药饮片、中成药、化学原料药及其制剂、抗生素、生化药品、放射性药品、血清、疫苗、血液制品和诊断药品等。从药品的定义可以看出，药品是用于治病防病的化学物质，是用于预防、诊断、治疗疾病的特殊商品，是人们防病治病、调节生理功能、提高健康水平的重要武器，它与人们的生活水平、生命质量以及社会发展密切相关。

“是药三分毒”，药品在用于治疗人体疾病时，不仅会产生符合用药目的、有利于防治疾病的治疗作用，也会产生不符合用药目的并引起患者其他病痛或危害的不良反应。药品的治疗作用与不良反应是由药物生物活性、作用机制决定而且必定存在的两重性作用。临床治疗必须充分考虑药品的有效性和安全性，结合病情与治疗需要，权衡利弊，合理选用。对整个社会的广大用药人群而言，“不存在无不良作用的药物”已成为至理名言。

一方面，是合格的药品在正常使用过程中出现的不良反应所引起的人们对药品安全问题的担忧；另一方面，因药品质量问题所致的药品安全问题也不鲜见，接二连三的药品安全问题事件不断触动公众脆弱的神经。药品安全涉及药品生产、销售、流通以及药品使用的各个环节，其中任何一个环节出现问题都将导致药品安全问题。

伴随着医药事业突飞猛进的发展，药害日渐成为威胁人类生命和健康的严重问题。2008 年 7 月 18 日，国务院新闻办公室发表了《中国的药品安全监管状况》白皮书。这是中国政府首次发表药品安全监管状况方面的白皮书。白皮书全文约 1.1 万字，分为药品供应和质量安全概况、药品安全监管的体制与法制、药品安全监管的政策措施、中药和民族药的监管、药品安全监管的国际交流与合作等五部分。从该白皮书中，可以大致了解我国药品安全的相关问题。

第二节　药品不良反应与药品安全

一、药品不良反应的定义及现状

（一）药品不良反应的

2004 年 3 月 4 日由国家卫生部与国家食品药品监督管理总局共同颁布的《药品不良反应报告和监督管理办法》明确界定：药品不良反应是指合格药品在正常用法及用量（适应证、剂量、给药途径、疗程、相互作用）下出现的与用药目的无关的或意外的有害反应，包括副作用、毒性反应、依赖性、特异质反应、过敏反应以及致畸、致癌和致突变反应等。多数不良反应是药物固有的效应，在一般情况下是可以预知的，不能够避免，但可以设法减轻或消除。少数较严重的不良反应较难恢复，称为药源性疾病，如庆大霉素所致的神经性耳聋。新的药品不良反应是指药品说明书中未载明的不良反应。药品严重不良反应是指因服用药品引起死亡，致癌、致畸、致出生缺陷，对生命有危险并能够导致人体永久的或显著的伤残，对器官功能产生永久损伤，导致住院或住院时间延长。从药品不良反应定义所表达的含义可以看出，药物不良反应不包括药品质量问题、药物过量、用药差错等所导致的药品不良事件。

药品不良事件与药品不良反应的含义不尽相同。国际上的定义为：患者在用药时出现的不利临床事件，但该事件未必与药物有因果关系。世界卫生组织国际药物监测合作中心的定义是：患者在用药时所出现的不利临床事件。药品不良事件的含义较药品不良反应要广泛得多，它包含临床新出现的偶然事件及不良反应，例如在使用某种药物期间出现的病情的恶化、并发症、就诊或住院、实验室检查结果异常、各种原因的死亡、各种事故（如骨折、车祸）或导致这些事故的原因（如瞌睡、眩晕、晕厥、视力障碍等），以及可疑的药物不良反应。因此，患者在用药过程中出现的所有不利的临床事件，无论是否与药物有因果关系，均可以称为药品不良事件。药品不良事件是否确为药物所致，须经分析评估，因果关系确定的药品不良事件才是药品不良反应。

（二）药品不良反应的现状

药品不良反应的危害十分严重。19 世纪末到 20 世纪 80 年代，国外曾发生 16 起由药品不良反应所致的重大药害事件，累计死亡 2 万余人，伤残 1 万余人。进入 21 世纪之后，多种常用药物（甚至是非处方药物）所引起的严重不良反应不断地进入公众的视野，成为社会关注的焦点。如 2000 年抗感冒药有效成分之一苯丙醇胺导致出血性中风事件，2001 年调脂药拜斯停导致横纹肌溶解事件，2002 年乙双吗啉胍致白血病事件，2003 年龙胆泻肝丸、排毒养颜胶囊导致的肾损害事件，2004 年非处方药物阿司咪唑致严重心血管系统不良反应事件，充分说明了药品不良反应具有“常发生、难预测、不可避免、危害大”的特点。虽然 1998 年我国药监局成立后加强了药品不良反应的监测工作：完善了相关立法，明确了管理职责，组建了 32 个省级药品不良反应的监测中心，但仍是任重道远。

目前，药物性损害已成为主要致死疾病之一，排序于心血管病、肿瘤、慢阻肺、脑卒中之后，位居第五。据报道，美国医院患者因发生药物性损害而死亡的病例每年约为 10 万例。据我国药品不良反应监测中心 2005 年报告：我国每年发生药品不良反应者约 250 万人次，由此而住院者 100 万余人次，其中死亡 50 万人，增加医药费 40 亿元。药物性损害已对人类健康构成威胁，成为一个全球性的问题，引起了人们的广泛关注。

二、药品不良反应的产生原因

（一）影响药物不良反应的因素

影响药物不良反应的因素主要有药物和机体两方面。

1. 药物方面的因素

本身的选择性低，药理作用广泛，一些非治疗作用就成为副作用。药物的质量（如药物在生产、运输、保管过程中混入的杂质）可以成为不良反应的原因。药物的剂量影响不良反应的发生率，用药剂量大时，不良反应的发生率高。药物的剂型不同时，生物利用度不同，导致血药浓度不同，药效强度不同。若血浆浓度增加过快，可出现不良反应，有时药物赋形剂的改变也可导致不良反应。药物的用法也可影响药物不良反应的发生，如给药途径、给药时间、药物相互作用等。此外，药物不良反应的发生率与合并用药也有关系，药物不良反应的发生率随合用药物种类的增多而增加。据报告，5 种药物并用时，不良反应发生率为 4.2%；11～15 种药并用时，不良反应发生率为 24.2%；20 种药并用时，不良反应发生率为 40%。

2. 机体方面的因素

不同年龄的人对药物的反应不同。老年人肝、肾功能的变化降低了药物的清除率，使不良反应的发生率增加。婴儿（特别是新生儿），由于药物的消除器官（肝、肾）发育不全，也易发生不良反应。此外，不良反应的发生率存在性别差异，女性较男性高 50%；而种族不同也可影响机体对药物毒性的敏感程度。不同个体对同一剂量的相同药物可有不同反应，即所谓的“生物学差异”现象。个体差异有时表现为量的差异，有时表现为质的差异（如过敏反应和特异质反应）。

机体的病理状态可影响机体的各种功能，同时也可影响药物对机体的作用。肝脏是药物代谢的主要器官，因此在严重的肝炎、肝硬化时，某些主要经肝代谢消除的药物的代谢降低，可引起血浆药物浓度升高，导致不良反应。药物或某些活性代谢产物经体内代谢后，从肾小球滤过或肾小管排泄。肾疾病可降低主要经肾排泄的药物或活性代谢产物的清除率，引起血浆药物浓度升高，导致不良反应，也可因药物本身加重肾损害而引起不良反应。心力衰竭时内脏循环不良，黏膜水肿可影响药物吸收。

（二）药物不良反应的发病机制

药物不良反应的发病机制比较复杂，归纳可分为A型、B型和C型。

A型药物不良反应（量变型异常）是药物或其代谢产物固有的药理作用的延伸或增强，其特点为依赖于药物内在的化学特性，一般具有剂量依赖性，发生率高，占药物不良反应的70%～80%，可以预见，通过调整剂量可以预防。A型药物不良反应通常包括副作用、毒性作用、后遗作用、继发反应等。药物代谢动力学的改变与A型反应的发生密切相关。

B型药物不良反应（质变型异常）是与药物固有的药理作用无关的异质性反应，难以预见，难以用动物模型复制，发生率低，一般有个体差异性而无剂量依赖性。有些B型药物不良反应与个体先天性酶缺陷有关，还有些反应与机体对药物的高敏状态有关。特异质反应、药物过敏反应，以及致癌、致畸、致突变作用均属于B型不良反应。

还有一些药物不良反应难以简单地用A型、B型来分类，例如由于药物的作用使人体免疫能力和综合抗病能力降低，使人类原有疾病的患病率增加或者药物引起癌症、畸胎、染色体畸变等。有些学者提出把这些作为C型药物不良反应。这类不良反应一般在长期用药后出现，潜伏期长，没有明确的时间联系。这类不良反应的发生，一般也难以预测，影响因素复杂，易受多种因素的干扰，混杂因素多。药物引起这类不良反应的发病机制，有些与癌症、畸胎的发病机制有关，有些尚在深入探讨。

三、药品不良反应的监测

药品不良反应的监测是指药品不良反应的发现、报告、评价和控制的过程。

（一）药品不良反应监测的起源

美国于1906年实施《纯净食品药品法》，主要针对假冒伪劣药品、食品等，要求药物纯净无污染，并未对上市后药品的有效性和安全性做进一步要求。1938

年，美国《食品、药品、化妆品法》规定药品上市前必须进行毒性测试，提高了上市前的审批标准。美国在 1954 年、英国在 1964 年、瑞典在 1965 年、法国在 1973 年、日本在 1967 年建立了不良反应报告制度。较早建立不良反应报告制度的还有澳大利亚、加拿大、荷兰、新西兰、德国等国家。

我国不良反应监测工作始于 20 世纪 80 年代，颁布并实施了《药品毒副反应报告制度》，后改为《药品不良反应报告管理制度》。20 世纪 80 年代末 90 年代初，卫生部药政局和医政司先后在北京、上海等地区共 14 个医疗单位进行了药品不良反应监测工作试点。1989 年，卫生部药品不良反应监察中心成立。1998 年 3 月加入世界卫生组织国际药品监测合作计划组织。1999 年，卫生部药品不良反应监察中心并入国家食品药品监督管理总局药品评价中心，改为国家药品不良反应监测中心。1999 年 11 月，《药品不良反应监测管理办法(试行)》实施。2001 年 11 月，国家药品不良反应信息通报制度和各地药品不良反应病例报告情况通报制度建立。2001 年 12 月 1 日，开始实施新修订的《药品管理法》。2003 年 8 月 18 日，《药品不良反应信息通报》正式面向社会公开发布。2003 年 11 月，在 5 个地区测试成功的基础上，国家药品不良反应远程信息网络开通。2004 年 3 月 4 日，修订后的《药品不良反应报告和监测管理办法》正式颁布实施。

（二）临床前药理毒理学研究及临床试验局限性

尽管新药在上市前已经花费大量的人力、物力进行临床前药理毒理学研究及临床试验，但这些研究都存在着局限性。

1. 药品临床前毒理学研究的局限性

临床前毒理学研究十分重视合理选定动物模型、周密进行实验设计，以期提高临床前毒理学研究对药品临床安全性的预测强度，但药品临床前毒理学研究存在其固有的局限性。据统计，人体临床用药的不良反应和药品动物毒性研究的相关率不及 25%。即使按药政管理法规进行了系统的临床前毒理学研究，在对新药临床应用安全性有了基本预测的情况下，仍不能完全排除临床用药的风险。药品临床前毒理学研究存在局限性的原因有以下几方面：① 实验动物缺乏人所具有的对药物毒性作用的自觉反应，诸如头痛、头晕、视物不清、腹痛、腹胀、耳鸣、乏力等主观症状；② 毒理实验动物数量有限，发生率低的毒性反应难以通过小样本实验得以发现；③ 临床前毒理学研究所用动物均是实验室培养品系，且多为健康动物，对药物的反应性多较单一，而临床用药涉及不同患者，体质各异，对药物的敏感性各不相同，有的还可能发生特异性反应；④ 人体的疾病因素，可能影响人体对药物的反应性，以致产生在临床前毒性实验中难以观察到的毒性现象；⑤ 人与实验动物在药物代谢动力学方面的差异，也会造成人与实验动物对药物毒性反应的差异。

2. 上市前药品临床安全性评价的局限性

上市前的药品临床试验是对该药品的临床有效性、安全性进行科学评价，是新药后期开发的重要环节。对药品有效性和安全性的评价结论是国家药品监督管理部门批准该药品生产上市的重要依据，也是指导临床用药的科学依据。但上市前药品临床安全性评价也不可避免地存在局限性：① 上市前药品临床试验病例数相对较少，一些低频度不良反应很难在此期间被发现；② 上市前临床试验疗程一般较短，观察期亦较短，一些需要经较长时间应用才能发生的反应，或停药后滞后发生的不良反应，难以在临床试验期间被观察到；③ Ⅱ期和Ⅲ期临床试验，受患者人选条件的限制，不可能观察到受试药品对特殊人群的毒性作用；④ 对照性临床试验的观测指标只限于试验设计规定的内容，未列入观察要求的临床反应，可能被疏漏，导致临床评价的片面性。

（三）药物不良反应的监测方法

由于存在上述局限性，药物的一些少见或罕见的不良反应只能在上市后监测中被发现。但长期以来，不管是药物的开发，还是药物的临床应用，都较为重视药物是否有效，而忽略了药物上市后在临床应用中对不良反应进行监测。我国已依法建立了药品不良反应监测报告制度。开展不良反应监测报告工作，有利于尽早发现各种类型的不良反应，研究药物不良反应的因果关系和诱发因素，使药品管理部门和医药卫生人员及时了解有关不良反应的情况，并采取必要的预防措施，避免严重不良反应的重复发生和蔓延。同时，开展不良反应监测也是加强上市后药品安全监管的重要措施，以达到正确指导合理用药，努力控制、减少药源性疾病和严重不良反应的发生，确保人民用药安全有效的目的。药品不良反应监测过程中，必不可少的是收集可疑的不良反应病例，并对其进行因果关系判断。实际工作中可根据具体情况采用不同的监测方法。

1. 自愿报告制度

自愿报告制度又称黄卡制度，因英国的报告卡为黄色而得此名。这是一种自愿而有组织的报告制度。监测中心通过监测报告单位把大量分散的不良反应病例收集起来，经整理、分析因果关系评定后储存，并将不良反应信息及时反馈给各监测报告单位以保障用药安全。目前，世界卫生组织国际药物监测合作中心的成员国大多采用这种方法。自愿报告制度的优点是简单易行，监测覆盖面大；不足之处在于有漏报现象，且难以避免。

2. 义务性检测

1975 年，瑞典在自愿报告制度的基础上发展成义务性监测报告制度，要求医师报告所发生的每一例不良反应，从而使报告率大为提高。

3. 重点医院监测

重点医院监测是指定有条件的医院对报告不良反应和对药品不良反应进行系统监测研究。这种方法覆盖面虽然较小，但针对性和准确性提高，能反映一定范围内某些药品的不良反应发生率。

4. 重点药物监测

重点药物监测也称为“处方事件监测”，主要是对一部分新药进行上市后监测，以便及时发现一些未知或非预期的不良反应，并作为这类药品的早期预警系统。哪些药物需要重点监测，往往根据该药物是否为新药、其相关药品是否有严重不良反应，并估计该药是否会被广泛应用，而由药物不良反应专家咨询委员决定。

5. 速报制度

许多国家要求制药企业对与其产品有关的药品不良反应做出“迅速报告”。如美国、法国、日本均要求，上市后的药品发生严重不良反应要在15个工作日之内向药品安全性监测机构报告，如属于临床试验之中的药品发生不良反应要在7个工作日之内报告。我国规定最迟为15个工作日之内上报。

6. 患者不良反应自我监测方法

根据研究药物可能的不良反应症状，设计问卷表格，患者服药后根据实际情况打电话或填写问卷回答可能的不良反应。研究人员根据反馈结果分析评判，最终确定是否为不良反应。

作为流行病学的一个分支，药物流行病学可以根据研究目的使用各种研究方法，如常用的描述性研究、分析性研究和实验性研究等。

对于药品不良反应，既不能因药品存在不良反应而拒绝药品治疗，夸大药品不良反应；也不能大量、超量、长期服用药品，忽视药品不良反应。正确的观点是：只要是药品，就存在不良反应，只要使用药品，就存在发生不良反应的风险。在临床治疗实践中，要尽可能做到充分发挥药物的治疗作用，尽可能减少可能发生的药物不良反应。

第三节　假冒伪劣药品、用药失误

一、假药、劣药的定义及危害

根据《中华人民共和国药品管理法》的相关规定，假药是指药品所含成分与国家药品标准规定的成分不符的或以非药品冒充药品或者以他种药品冒充此种药品的。有下列情形之一的药品按假药论处：国务院药品监督管理部门规定禁止使用的；依照《中华人民共和国药品管理法》必须批准而未经批准生产、进口，或者依照《中华人民共和国药品管理法》必须检验而未经检验即销售的、变质的、被污染的；使用依照《中华人民共和国药品管理法》必须取得批准文号而未取得批准文号的原料药生产的；所标明的适应证或者功能主治超出规定范围的。劣药是指药品成分的含量不符合国家药品标准的。有下列情形之一的药品按劣药论处：未标明有效期或者更改有效期的；不注明或者更改生产批号的；超过有效期的；直接接触药品的包装材料和容器未经批准的；擅自添加着色剂、防腐剂、香料及辅料的；其他不符合药品标准规定的。

根据世界卫生组织估计，全球10%的药品是假冒伪劣药品，2007年全球共查扣价值40亿欧元的假冒药品。在发展中国家，假冒伪劣药品甚至占到药品市场的25%。有些产品已经流通到药店，甚至有些假药能够“堂而皇之”地被合法注册。生产和流通环节的恶意造假，使大批假药流通入市场，并时刻威胁着人们的健康，乃至生命。

假冒伪劣药品既无效果，也不安全，甚至会给患者带来极其严重的后果，如中毒、致残和死亡等。假冒伪劣药品的危害已经受到了各国高度重视，目前，全球已经开始合作打击假药，世界卫生组织于2006年成立了国际打击假药小组，还建立了一个基于互联网的系统，用于追踪假药、警示有关当局，并采取打击措施。我国近几年来也接连开展了打击假药的行动。尽管在重拳打击假冒伪劣药品后，我国的药品市场与前些年相比得到了整顿，但假冒伪劣药品尚难绝迹。因此，作为普通百姓，还是应该提高警惕，学会甄别假冒伪劣药品的方法，以免受其害。

二、用药失误的定义及危害

用药失误是指药物使用过程中出现的任何可预防事件，导致用药不当或患者受损。用药失误和专业技术、药物产品、操作程序以及管理体系有关。用药失误可出现于处方、医嘱、药品标签与包装、药品名称、药品混合、配方、发药、给药、教育、监测及应用等过程中。用药失误发生率以给药为最高，其次为抄写、配方、处方。用药失误大多是违反治疗原则和规定所致，有较多的人为因素，是可以预防的，仅少数是受现有科学技术条件限制所致。

值得注意的是，药品不良反应不是用药失误。用药失误和药品不良反应的含义虽然不同，但两者有一定关联。例如，已知患者对青霉素过敏而用青霉素治疗，导致过敏性休克。此外，有些用药失误引起的不良反应是可以预防的。例如，因用药剂量过大而引起的肾损害等不良反应，可通过调整剂量来避免。药品不良反应既非药品质量问题引发的药品不良事件，也非用药失误。但遗憾的是，时至今日，社会上仍有许多人，甚至包括一些药品生产、经营企业的领导、医院的部分医护人员、部分司法人员等对药品不良反应的认识还有偏差，还不能区分正常用法用量下的药品不良反应与药品质量事故、医疗事故。在谈及药品安全性时，很多人还不能区分上述概念，在药品的监督管理和对公众的教育方面还不能做到区别对待。

三、不合理用药的定义及危害

合理用药是指药物正确无误，用药指征适宜，疗效、安全性、适用性、价格可承受性对患者适宜，剂量、用法与疗程妥当，用药对象适宜（无禁忌证、不良反应小等），药品调配及提供药品信息无误，患者能遵嘱用药，从而达到安全、有效、经济的基本要求。不合理用药是相对合理用药而言的。当今比较公认的合理用药应包含安全、有效、经济、适当这四个基本要素，表现在给药过程的各个环节，包括药物选择正确、药品使用保证安全有效、价格合理、剂量适当、给药途径适宜、合并用药合理、患者依从性良好等方面。事实上，不合理用药是目前全世界所有国家均存在的问题，主要表现在以下三个方面：

1. 药物使用不足

药物使用不足是指已证明的有效药物干预使用不足，导致丧失改善健康与功能的重要机会，如未查出与未治疗的高血压病或忧郁症。我国 35～74 岁人群中，高血压患病率达 27.2%，人数达 1 亿多人。但在现有患者中，自知病情诊断者不足 45%，正在服用降压药者不足 30%，仅有不足 10%的患者病情得到稳定的控制。由于用药不规范，我国高血压治疗和未治疗组患者血压水平基本近似。前者与后者的平均收缩压相差 0.07 kPa、舒张压相差 0.23 kPa。而美国高血压人群中，高血压治疗和未治疗组患者血压水平，收缩压相差 1.19 kPa、舒张压相差 0.66 kPa。高血压流行、治疗及控制的最新研究结果再次警示：如果缺乏更有效的干预策略措施，我国心血管和肾脏疾病的流行将势不可挡。美国高血压学会第 17 届年会的资料显示，如果高血压不进行有效的治疗，其心血管病发病率将会升高，而且发病年龄会提早 10～20 年。

2. 药物使用过度

药物使用过度是指把潜在伤害超过可能效益的医疗服务用于患者，并使患者承担了危及生命的不良反应风险。例如，给上呼吸道感染等抗生素治疗无效的疾病患者使用抗生素。世界卫生组织最新的统计表明，在中国有 50%的患者使用抗生素，但只有 25%的中国人生病时需要使用抗生素。

3. 药物使用失误

药物使用失误是指发生了可以预防的并发症。发生了可避免的并发症是重要的使用失误问题。美国近年的研究表明，由于用药引起的患者伤害，其中很多根据当今知识水平是可以预防的。例如，使用了已知患者的过敏药物而导致的药害，对孕妇、儿童使用了氨基糖甙类的抗生素。据统计，我国180万聋哑儿童中约100万是用药不当引起的，并且还在以每年2万～4万的速度递增。

以上三种形式的不合理用药会产生三种结果：有许多患者得不到已证明能够救死防残的有效医疗服务，也有许多患者得到的是不必要的“风险服务”，还有许多患者由于可预防的并发症未得到防止而受伤害。

在我国，产生不合理用药的原因十分复杂，既有医生知识、技术、道德方面的原因，也有政策、机制、管理方面的因素。发达国家促进合理用药工作的做法也许值得我国借鉴，主要方法如下：① 建立利益相互制衡的费用制约机制，主要解决使用过度和使用不足的问题。不加限制的支付方式会鼓励使用过度，而按人头包干付款又会鼓励使用不足。② 建立合理用药指标体系，进行评估考核，并公示社会。向公众提供多一点有关质量的信息，将会引导医院、医生提高其医疗质量以求得增加市场份额。③ 制定推广“标准治疗指南”。

第四节　加强药品安全的建议和对策

一、进一步制定和完善国家药物政策

药品安全性问题不仅涉及药品生产、流通和使用各个环节，还涉及医疗卫生体制改革、合理配置医疗资源及建立基本医疗保障体系等各方面。所有这些，均依赖于由国家组织制定的国家药物政策。

国家药物政策是指导药品研究、生产、使用、流通的政策法规，其宗旨在于保障社会医药资源得到合理应用。国家药物政策包括药品管理法规、药品的选择（基本药物目录的遴选原则）、药品的供应、药品的经济策略、人才资源的开发、临床用药的监测与评价等方面内容。国家药物政策的基本目标是：保护基本药物的生产和供应，保证所供药品符合安全、有效、质量合格的基本标准，改善药品临床处方和药品调制行为，提高临床合理用药水平。

国际已公认促进基本药物目录、处方集和标准治疗指南的结合及推广应用，是提高临床合理用药水平的重要手段。保障基本药物的供应以及民众在需要治病用药时药物的可获得性，至今仍是各国实施国家药物政策的基本要求。

基本药物概念得到广泛应用，其内涵随各国基本药物政策的深入实施得到

了进一步发展。基本药物是合理用药的核心,是在国家水平上进行药品生产、供应、使用、监督管理的基础。我国实行基本药物和药品分类管理办法,从而把基本药物政策提到十分重要的位置。

二、开展药品循证评价,进行循证决策

循证的思想古已有之,但循证医学作为一种模式则是在 20 世纪 90 年代才提出来的。从广义上讲,循证医学即遵循客观证据的医学,认为任何临床诊疗决策、政府卫生政策的制定都应基于客观的依据。从临床实践的角度来看,循证医学与经验医学的区别在于:经验诊治是建立在非试验的基础上以及发病机制和病理生理知识理解的基础上,而循证医学则依据科学研究证据(临床试验)来做出临床决策。循证医学的研究步骤包括:① 提出所要解决的问题;② 对文献中的证据进行检索,搜集证据;③ 证据的评价;④ 将证据与患者的个体因素结合而做出医疗决策并予以实施;⑤ 对整个医疗过程的总体评价,以提高下一次循证医疗的水平。

循证医学的核心概念是要充分利用现有的临床科研成果。最佳临床决策是实践经验与临床证据相结合的结果。

药品作为一种重要的治疗措施,虽然所有药品在上市前都进行了严格的临床前药理毒理学研究及临床试验,但这些研究都存在着局限性。为保证药品安全,对药品上市后的监测就显得尤其重要。在药品上市后的监测过程中,可以借鉴循证医学的思想和方法来开展药品的循证再评价,即根据医药学的最新学术进展,对已经上市的药品在人群中的疗效、不良反应、用药方案、稳定性以及药品费用等是否符合安全、有效、经济的合理用药原则做出科学评估。此外,国家药物政策的制定也要基于已有的最佳证据,真正做到循证决策。

三、加强宣传教育

有关药品安全的宣传教育要在不同的层面进行。首先,国家药品监管部门应当及时追踪和通报相关药品安全性信息。其次,应对药品生产企业和经营企业进行培训,强化药品不良反应报告的法律意识,规范药品说明书、广告和相关的宣传促销活动。再次,加强对卫生专业人员的培训,提高医务人员识别药品不良反应的能力。最后,充分利用各种传媒,宣传、普及药物安全知识,强化公众对药品不良反应的认识,提高公众合理使用药品的意识。

第十章　公共卫生法

公共卫生泛指社会公众的共同卫生，它是面向社会群体，综合应用法律、行政、预防医学技术、宣传教育手段，动员社会共同参与，消除和控制威胁人类生存环境和生命质量的危险因素，改善卫生状况，提高全民健康水平的社会卫生活动。它与社会公众健康利益直接相关，为此，国家制定和颁布了一系列有关公共卫生的法律、法规，以保障和促进人民的身心健康。

第一节　公共卫生法的概念与特征

一、公共卫生法的概念

公共卫生法是指在调整和保护人类身心健康活动中形成的各种社会关系的法律规范的总称。它是国家意志和利益在公共卫生领域中的具体体现，它通过对人们在公共卫生科学技术发展和保护人类身心健康的实践中各种权利与义务的规定，调整、确认、保护和发展各种公共卫生法律关系，是国家进行公共卫生管理的重要工具。

公共卫生法律规范与一般法律规范的主要区别是调整对象的不同。凡是调整人们因预防和治疗疾病，改善人们生产、学习和生活环境及公共卫生状况，保护和增进人类健康而产生的社会关系的法律规范就是公共卫生法，而不论它是以何种名称、何种形式存在。

二、公共卫生法的特征

公共卫生法的特征是公共卫生法本质的外化，是公共卫生法区别于其他部门法的标志。公共卫生法作为我国法律体系中正在逐步形成的一个新的法规，与其他法规一样，具有法的一般特征。但是，由于公共卫生法的调整对象是人们因预防和治疗疾病，改善人们生产、学习和生活环境及公共卫生状况，保护和增进人类健康而产生的社会关系，它不仅要受到经济、政治、文化、社会习俗的影响和制约，而且要受到自然规律、卫生学和医学等科学技术发展水平的影响。因此，公共卫生法和其他法规相比，又有它自身的特点，主要表现在以下几个方面。

（一）以保护公民健康权为根本宗旨

公民健康权是公民人身权中一项最基本的权利。我国宪法中有“保护人民健康”等内容。我国公共卫生法律规范（如食品安全法、药品管理法、母婴保健法、传染病防治法、国境卫生检疫法、环境保护法等），把保护公民的健康权列入总则作为立法宗旨。当今世界各国普遍承认和保护公民的健康权，在其法律中也都体现了保护公民健康的宗旨。正是为了用法律手段更好地保护公民的健康这一重要权利，公共卫生法才有必要从其他法规中分离出来。公共卫生法以保障公民健康权为根本宗旨，这正是它区别于其他法规的主要标志。

（二）调整内容的广泛性

我国公共卫生法调整的内容非常广泛，它几乎涉及了社会生活的各个领域和方面，如医疗卫生机构及组织管理、医疗卫生技术人员管理、生命健康权保护、健康相关产品管理、疾病预防与控制、公共卫生管理、现代医学科学与立法等。

（三）调节手段的多样性

公共卫生法调整内容的广泛性，决定了其调节手段具有多样性。公共卫生法的基本任务，是经由各种公共卫生规范与制度，确保公共卫生的正常发展，进行公共卫生事业的有效管理，进而维护人类的健康，以及惩处在公共卫生活动中发生的一些违法犯罪行为。

（四）科学性和技术规范性

公共卫生法是调整人们各种公共卫生活动的法律规范，它的许多具体内容是依据医学、药物学、卫生学、生物学等自然科学的基本原理和研究成果制定的。特别是在科学技术日益发达的今天，科学技术成果被广泛引入公共卫生领域，为公共卫生立法与执法奠定了坚实的科学基础。因而，公共卫生法与现代科学技术的紧密结合，体现了公共卫生法的科学性。同时，公共卫生法保护的是公民身心健康这一特定的对象，这就必然要将大量的技术性规范法律化，即公共卫生法将直接关系到公民健康安全的公共卫生标准、公共卫生技术规范和操作规程、科学工作方法、程序等确定下来，成为技术性规范。

（五）社会共同性

社会共同性是由公共卫生法的立法宗旨和根本任务所决定的。公共卫生健康是全人类所面临的共同问题，也是全人类的共同利益所在。公共卫生健康本身没有地域、国界和人种的限制；防病治病的方法、维护健康的手段、讲究卫生的措施，也不会因国家、社会制度的不同而拒绝彼此相互学习和借鉴。现在，全世界都在积极建立和完善人人享有卫生保健的医疗体系，都在探索为人们创造一个清洁卫生适宜的环境，预防和消灭疾病，保障人类健康，促进社会经济发展等的各种手段和办法。同时，世界卫生组织等国际组织制定了许多国际卫生协议、条例和公约，成为国际社会共同遵守的准则，从而推动了国际公共卫生法的发展，也使各国的公共卫生法制建设不断完善，这些都充分体现了公共卫生法的社会共同性的特征。

第二节　公共卫生法的基本原则

公共卫生法的基本原则是指体现在各种公共卫生法律、法规之中的，对调整保护人类健康而发生的各种社会关系具有普遍意义的准则。它是公共卫生立法的指导思想和基本依据，是公共卫生法所确认的公共卫生社会关系主体及其公共卫生活动必须遵循的基本准则，在公共卫生司法活动中起指导和制约作用。公共卫生法的基本原则至少包括下列几项。

一、公共卫生保护

健康权是一项基本人权，公共卫生保护是实现公民健康权利的保证，也是公共卫生制度的重要基础。虽然在不同的经济发展阶段，公共卫生保护的内容和水平有所差别，但公共卫生保护原则所体现的精神实质始终是一致的。概括地说，公共卫生保护原则有以下两方面的内容：第一，人人有获得公共卫生保护的权利。任何人不分民族、种族、性别、职业、家庭出身、宗教信仰、受教育程度、财产状况等都有权获得公共卫生保护。同时，他们依法所取得的公共卫生保护权益都受平等的法律保护。要实现这一权利，意味着要在全国范围内合理安排、配置公共卫生资源，而不是完全依赖市场机制来完成公共卫生资源的配置，并建立起一个合理的财政系统，以保证每个人都能获得公共卫生保护。第二，人人有获得有质量的公共卫生保护的权利。这一权利要求公共卫生保护的质量水平应达到一定的专业标准，它包括食品、药品、医疗器械以及公共卫生人员的服务质量等。

二、预防为主

预防为主是我国公共卫生工作的根本方针。预防在本质上是积极的、主动的与公共卫生损害事件作斗争。预防的目的是建立和改善生产生活环境，保护人类健康，防止公共卫生损害事件的发生。由于我国是个发展中国家，人口多、底子薄、公共卫生保障水平还不高，所以，我国公共卫生工作的重点只能放在预防上。预防工作是一项综合性的系统工程，必须增强全体公民预防意识，明确公共卫生工作是全社会及全体公民的共同责任。我国政府在公共卫生立法及工作中一直坚持“预防为主”的原则，先后制定并发布了许多有关预防接种、妇幼保健、传染病防治、国境卫生检疫、突发公共卫生应急、食品安全及药品管理等法律、法规，并建立了相应的管理机构和制度。

三、全社会参与

全社会参与原则是指公共卫生工作必须做到政府领导、部门配合、社会支持、群众参与，使公共卫生事业成为全民的事业。这一原则反映了公共卫生工作的社会性，有利于增强社会全体成员的参与意识和责任感。中央和地方各级政府要把公共卫生事业列入经济和社会发展总体规划，加强对公共卫生事业的宏观管理，并能够为本地区公共卫生建设提供必要的物质支持；公共卫生行政部门要认真组织实施公共卫生工作，加强对公共卫生机构和公共卫生技术人员的管理，强化公共卫生监督执法，坚持依法行政；政府其他各职能部门要努力配合，积极履行相应的职责，承担和完成相应的任务；各社会团体、企事业单位和公民要积极参与公共卫生工作，把支持公共卫生事业作为自己的义务，做到公共卫生专业工作与群众自愿投入相结合，使公共卫生事业真正成为全民的事业。

四、保障社会健康的原则

保障社会健康原则本质上是协调个人利益和社会健康利益的关系，它是全世界公共卫生法公认的目标。人具有社会性，要参与社会的分工和合作，所以，就要对社会承担相应的义务。这个义务就是个人在行使自己的权利时，不得损害社会健康利益，这是个人对社会的责任。社会健康利益是一种涉及个人利益，但又不专属于任何个人的社会整体利益，这种对社会整体利益的保护有可能导致对个人权利的限制，如对某些传染病患者，法律规定不得其出境或者入境。由于社会健康的日益重要性，导致国家在社会经济生活中的公共卫生介入不断增加，如对患有某些疾病的人，法律规定其不得从事接触直接入口食品的工作。在个人和社会之间寻找有害健康的直接因素有时是比较困难的，所以，法律采取的措施往往既针对生产经营者，也针对消费者。例如为了控制吸烟，国家干预烟草的生产、广告和销售，并且禁止在某些公共场所吸烟。

第三节　公共卫生法的作用

公共卫生法的作用是指公共卫生法实施后对社会产生的影响。公共卫生法的作用是通过法律实施，进而影响人们的行为来实现的，作为法律将对人们的行为产生规范、预测、强制、教育等作用。公共卫生法在社会生活中的作用是多方面的，归纳起来可以概括为以下三个方面。

一、维护社会公共卫生秩序

公共卫生社会关系是丰富的、复杂的，也经常是矛盾的、冲突的。所以，它需要不断被调节、整理，也就是通常说的调整，使之条理化、秩序化。调整公共卫生社会关系主要有两条途径：一是市场途径，即由市场进行调节，如用供给与需求的市场力量来满足高层次的医疗需求等；二是政府途径，即由政府进行干预，如用行政手段来解决公共卫生资源配置不合理问题等。但是，无论是市场调节还是政府干预，都离不开公共卫生法。一方面，公共卫生法通过建立市场的公共卫生秩序，约束市场的公共卫生主体，规范市场的公共卫生行为，维护市场的公共卫生安全；另一方面，公共卫生法通过界定政府干预公共卫生的范围与程度，使政府对公共卫生的干预既不窒息市场的活力，也不失控公共卫生的本质，实现国家对公共卫生的宏观目标。虽然公共卫生法中的禁止性规范、强制性规范、授权性规范或者任意性规范在调整公共卫生社会关系上的角度、力度不同，但目的却是一致的，即要把各种公共卫生社会关系纳入符合公平正义要求的秩序中去。

二、保障公共卫生利益

国家发展公共卫生事业的目的是满足社会公共卫生需求，实现公共卫生利益，而要实现这样的目标，需要整合社会公共卫生资源，组织公共卫生管理活动。公共卫生法作为一种手段，承担着这样的使命，即通过调整公共卫生社会关系来保证这一目标的实现。利益在法律上的表现形式是权利，公共卫生利益在公共卫生法上表现出来的就是公共卫生权利。公共卫生法中的公共卫生权利既体现在公共卫生领域，也体现在医疗保健领域；既体现在个人身上，也体现在群体身上。所以，从这个意义上也可以说，公共卫生法是权利法。在公共卫生法中，除了授予公民、法人和其他组织依法可以取得各种行为的资格，赋予他们依法可以取得包括民事权利在内的各种权利外，还规定了他们在行使自己的权利或者履行他们的义务时，不能侵害公共卫生利益。而且，公共卫生法还为保护公共卫生利益以及公共卫生利益关系人的权利建立了完善的权利救济制度。

三、规范公共卫生行政行为

法律是社会关系的调节器，但是调节器本身并不会自动运行，需要人或者组织来操作，运行的好坏也主要取决于这些操作的人或者组织是否遵守操作规程。卫生行政部门是公共卫生法的主要操作手之一，它代表国家运用公权力维护公共卫生社会关系权利主体的权利实现，强制公共卫生社会关系义务主体或责任主体履行其义务、承担其责任，最终实现公共卫生法调整公共卫生社会关系的目的。因此，卫生行政部门必须依法行使自己的职权。在行使职权的过程中，卫生行政部门要把维护社会公共卫生秩序和保障公共卫生利益作为宗旨，切实做到合法行政、合理行政、高效便民、诚实守信、权贵统一，防止违法、滥用行政权力，并把自己的行政行为始终置于社会监督之下。

第四节　公共卫生法的渊源与主要内容

一、公共卫生法的渊源

公共卫生法的渊源是指公共卫生法律规范的各种具体表现形式。在我国，公共卫生法由不同的国家机关制定，它们在公共卫生法体系中各自居于不同的地位，具有不同的法律效力。学习公共卫生法渊源的意义就在于，明确各种不同法律规范的效力大小以及它们的相互关系。根据我国宪法和法律的规定，我国公共卫生法的渊源主要有以下几种形式。

（一）宪法

宪法是国家的根本大法，是国家最高权力机关通过一定的程序制定的、具有最高法律效力的规范性文件，是国家一切立法的基础。因此，宪法中有关公共卫生和保护公民健康的内容就成为所有公共卫生立法的基础。

（二）公共卫生法律

公共卫生法律是指由全国人民代表大会及其常务委员会制定的公共卫生法律规范，包括由全国人民代表大会制定的公共卫生基本法律和由全国人民代表大会常务委员会制定的公共卫生非基本法律。目前，由全国人民代表大会常务委员会制定的公共卫生非基本法律主要有《食品卫生法》《药品管理法》《国境卫生检疫法》《传染病防治法》《母婴保健法》《献血法》《红十字会法》《执业医师法》《人口与计划生育法》等。此外，《环境保护法》《放射性污染防治法》《清洁生产促进法》等非基本法律有关公共卫生的规定也是公共卫生法的法源。

（三）公共卫生行政法规

公共卫生行政法规是指由国务院依据宪法和法律针对公共卫生方面制定的规范性文件。公共卫生行政法规主要有《医疗事故处理条例》《医疗机构管理条例》《血液制品管理条例》《公共场所卫生管理条例》《学校卫生工作条例》等。

（四）地方性公共卫生法规

地方性公共卫生法规是指省、自治区、直辖市及省会所在地的市和经国务院批准的较大的市以及经济特区市的人民代表大会及其常务委员会根据国家授权或为贯彻执行国家法律，结合当地实际情况，依法制定和批准的有关公共卫生方面的规范性文件，如《上海市城乡集市贸易食品卫生管理规定》等。地方性公共卫生法规在推进本地区公共卫生事业的发展、为全国性公共卫生立法积累经验等方面具有重要意义。

（五）公共卫生自治条例与单行条例

公共卫生自治条例与单行条例是指民族自治地方的人民代表大会依法在其职权范围内根据当地民族的政治、经济、文化特点，制定发布的有关本地区公共卫生行政管理方面的法律文件，如青海省《玉树藏族自治州藏医药管理条例》、四川省《凉山彝族自治州计划生育办法》等。

（六）公共卫生规章

公共卫生规章是指有关行政机关依法制定的有关公共卫生行政管理的规范性法律文件。公共卫生规章分为部门公共卫生规章和地方政府公共卫生规章。部门公共卫生规章是国务院卫生行政部门和（或）其他部门根据法律和国务院的行政法规、决定、命令，在本部门的权限范围内制定的属于执行法律或者国务院行政法规、决定、命令的公共卫生规范性法律文件，如《尸体解剖规则》等；地方政府公共卫生规章是省、自治区、直辖市及省会所在地的市和经国务院批准的较大的市以及经济特区市的人民政府，依法在其职权范围内制定和发布的有关本地区公共卫生管理方面的规范性法律文件。

（七）公共卫生标准、规范和规程

由于公共卫生法具有技术控制和法律控制的双重性质，因此，公共卫生标准、技术规范和操作规程就构成了公共卫生法律体系中重要的组成部分，这也是由公共卫生法的特征所决定的。这些公共卫生标准、规范和规程的法律效力虽然不及法律、法规，但在具体实施过程中，它们的地位又是相当重要的。因为公共卫生法律、法规只对社会公共卫生管理中的一些问题做出原则性规定，而对某种行为的具体控制则需要依靠公共卫生标准、规范和规程。所以，从一定意义上说，只要公共卫生法律、法规对某种行为做了规范，那么公共卫生标准、规范和规程对这种行为的控制就有了极高的法律效力。

（八）法律解释

有关机关对公共卫生法律、行政法规、规章所做的解释，通常也视为公共卫生法的法源。根据《立法法》和全国人大常委会《关于加强法律解释工作的决议》的规定，凡关于法律、法令条文本身需要进一步明确界限或做补充规定的，由全国人大常委会进行解释或用法令加以规定（立法解释）。凡属于法院审判工作中具体应用法律、法令的问题，由最高人民法院进行解释（司法解释）；凡属于检察院检察工作中具体应用法律、法令的问题，由最高人民检察院进行解释（司法解释）。两院解释如果有原则性的分歧，应报请全国人大常委会解释或决定。不属于审判和检察工作中的其他法律、法令如何具体应用的问题，由国务院及主管部门进行解释（行政解释）。凡属于地方性法规条文中本身需要进一步明确界限或做补充规定的，由制定法规的省、自治区、直辖市人大常委会进行解释或做出规定。凡属于地方性法规如何具体应用的问题，由省、自治区、直辖市人民政府主管部门进行解释。学术解释和非有权机关进行的解释不是公共卫生法法源。

（九）国际公共卫生条约

国际公共卫生条约是指由我国与外国缔结的或者由我国加入并生效的国际法规范性文件。它可由全国人大常委会决定同外国缔结公共卫生条约、公共卫生协定，或由国务院按职权范围同外国缔结公共卫生条约、公共卫生协定。虽然国际公共卫生条约不属于我国国内法的范畴，但其一旦生效，除我国声明保留的条款外也与我国国内法一样，对我国产生约束力，也是我国公共卫生法的法源。

二、公共卫生法的主要内容

随着科学技术的飞速发展，公共卫生法的外延也在不断扩大。这里所说的公共卫生法的主要内容是指我国现行各种公共卫生法律、法规文件中所涉及的具体内容和范围。按照公共卫生法律、法规文件的内容性质进行归类，公共卫生法大致可分为以下九个方面的内容。

（一）公共卫生机构及组织管理方面

主要包括医疗机构管理、公共卫生监督及疾病预防控制机构管理、血站管理、医学会管理、红十字会管理等法律规定。如《医疗机构管理条例》《血站管理办法》《中外合资、合作医疗机构管理暂行办法》《红十字会法》等。

（二）公共卫生技术人员管理方面

主要包括执业医师管理、护士管理、药师及药剂师管理、公共卫生监督人员管理、其他公共卫生技术人员管理等法律规定。如《职业医师法》《护士条例》《卫生监督员管理办法》《乡村医生从业管理条例》等。

（三）公共卫生活动监督管理方面

主要包括医疗事故处理、人体器官移植管理、计划生育技术服务管理、医师外出会诊管理、处方管理、人类辅助生殖技术管理、初级卫生保健等法律规定。如《医疗事故处理条例》《人体器官移植管理条例》《计划生育技术服务管理条例》《医师外出会诊管理暂行规定》《处方管理办法》《人类辅助生殖技术管理办法》等。

（四）特殊人群健康保护方面

主要包括母婴保健、精神疾病患者保护、未成年人保护、残疾人保障、老年人权益保障等法律规定。如《母婴保健法》《精神疾病司法鉴定暂行规定》《未成年人保护法》《残疾人保障法》《老年人权益保障法》等。

（五）健康相关产品监督管理方面

主要包括食品卫生、药品管理、血液及血液制品管理、化妆品管理、保健用品管理、医疗器械器材和生物材料管理等法律规定。如《食品卫生法》《药品管理法》《献血法》《麻醉药品和精神药品管理条例》《血液制品管理条例》《化妆品卫生监督条例》《健康相关产品国家卫生监督抽检规定》《放射防护器材与含放射性产品卫生管理办法》《医疗器械监督管理条例》等。

（六）疾病预防与控制方面

主要包括传染病防治、国境卫生检疫、职业病防治、地方病防治、性病及艾滋病防治、结核病防治等法律规定。如《传染病防治法》《国境卫生检疫法》《职业病防治法》《艾滋病监测管理的若干规定》《性病防治管理办法》《结核病防治管理办法》《传染性非典型肺炎防治管理办法》《职业病诊断与鉴定管理办法》《血吸虫病防治条例》等。

（七）公共卫生管理方面

主要包括突发公共卫生事件应急处理、学校卫生监督、放射卫生防护监督、公共场所卫生监督、生活饮用水及爱国卫生等法律规定。如《突发公共卫生事件应急条例》《学校卫生工作条例》《放射工作卫生防护管理办法》《放射性同位素与射线装置放射防护条例》《公共场所卫生管理条例》《生活饮用水卫生监督管理办法》等。

（八）环境污染防治方面

主要包括大气污染防治、水污染防治、环境噪声污染防治、固体废物污染防治、医疗废物管理等法律规定。如《大气污染防治法》《水污染防治法》《环境噪声污染防治法》《固体废物污染环境防治法》《医疗废物管理条例》等。

（九）中医药与民族医药管理方面

主要包括中医医疗机构管理、中药管理、民族医药管理、气功医疗管理等法律规定。如《中医医疗机构管理办法（试行）》《中医药条例》《医疗气功管理暂行规定》等。

第十一章　公共卫生监测、评价、预警管理

第一节　公共卫生监测

一、公共卫生监测的概念

广义的公共卫生监测是指连续地、系统动态收集疾病、健康问题或其他卫生事件等资料，经过系统分析和解读后及时将信息反馈给所有相关方（包括决策者、卫生部门工作者和公众等），并且利用监测信息的过程获取疾病的发生、发展以及预防控制的相应机制。公共卫生监测是制定、实施、评价疾病和公共卫生事件预防控制策略与措施的重要信息来源。随着疾病谱与现代医学模式的转变，人们对健康的理解也发生着巨大的改变。公共卫生监测对象由传统的单纯以传染病为主逐渐过渡到了慢性病、伤害、职业因素、个人行为、环境刺激等方面。同时，信息技术和流行病学方法的飞速发展，也为公共卫生监测提供了坚实的基础。

二、公共卫生监测的目的与用途

公共卫生监测的总目标为：① 确定主要和优先的公共卫生问题，掌握其分布和趋势；② 查明原因，采取干预措施；③ 评价项目的干预措施效果，并促进项目研究；④ 预测疾病流行和预警作用；⑤ 制定公共卫生策略和措施。根据具体公共卫生监测的信息，可以达到以下的具体用途。

（一）估量公共卫生某具体问题的严重程度

根据监测的具体目的，收集一定时期内公共卫生某具体问题（如某种传染病）的发生和性质，与往年监测数据比较或者对照一定的标准评估该公共卫生问题的严重程度，为是否采取一定的措施提供依据。

（二）明确疾病的地理分布状况

通过公共卫生监测，在一定的地域范围内对某疾病或者公共卫生问题进行空间的描述，有利于集中卫生资源或者针对性地在某区域内采取相应的措施。

（三）描绘一种疾病的自然发病史

通过公共卫生监测，对某种新发或者变异的疾病或者公共卫生问题的发生、发展、转归和结局进行详尽描述，有利于疾病的治疗和不同阶段的干预。

（四）探测传染源，明确问题所在

根据不同时期或者年份的监测，探明某时期内可能的传染源或者公共卫生突出的问题。例如在食物中毒的病例监测中，可以探明各种不同食物中毒的情况，如烤土豆引起的疾病暴发、发酵的鱼（海产品）引起的疾病暴发、洋葱沙拉引起的疾病暴发。

（五）促进假说的提出和研究的进行

通过连续监测，提出可能的公共卫生假设，并进一步根据监测结果来验证或者推进假设的成立，为病因学的研究提供基础。

（六）对控制措施进行效果评估

通过公共卫生的监测，根据疾病的发生数、分布情况以及变化，评估已经采取的控制措施的效果。例如，通过不同年份的脊髓灰质炎病例的监测，评估口服疫苗或者灭活疫苗对预防脊髓灰质炎的效果。

（七）监控传染因子的变化

根据公共卫生监测的资料，分析不同疾病发生变化的趋势，监控可能的传染因子的变化，为针对性采取预防控制措施提供依据。如淋球菌隔离监测项目，监控针对青霉素和四环素的质粒介导的抗药性趋势。

（八）探测卫生策略的变化

根据长期公共卫生监测，评估和探测重大方向的公共卫生策略，根据监测结果提出修订的依据。如通过乳腺癌的监测，分析过去 2 年内进行过乳房 X 射线摄片检查的 50 岁以上妇女情况，探测行为因素的干预策略的变化。

（九）协助公共卫生策略的计划

根据公共卫生监测资料，分析各种公共卫生策略在以往的预防控制效果，为协助分析计划前瞻性的策略提供理论依据。如通过比较分析美国和其他国家肺结核的监测数据，协助计划对肺结核的预防控制策略。

三、公共卫生监测的范围或分类

（一）疾病监测

1. 传染病监测

我国规定报告的传染病有 37 种，其中甲类 2 种、乙类 25 种、丙类 10 种。

2. 非传染病监测

我国部分地区开展了对恶性肿瘤、心血管疾病、出生缺陷、伤害等非传染病的监测。

（二）与健康相关问题的监测

与健康相关问题的监测包括行为危险因素监测、出生缺陷监测、环境监测、药物不良反应监测、营养和食品安全监测、重点职业病危害监测、突发公共卫生事件监测等。

（三）监测分类

按照监测信息数据的来源，公共卫生监测可分为生命统计、定期常规调查、哨点监测、出院随访以及重点监测。生命统计主要包括出生、死亡、结婚、离婚等生命中的事件。定期常规调查则是最重要的信息数据来源，可分为两种监测：一是以人群为监测对象的常规调查；二是以具体事件为对象来进行调查。哨点监测是选择特定区域或者某人群，对重点疾病或者健康问题进行详实地监测以获取全部的相关信息，并进行趋势分析，用于指导公共卫生的相关行动。出院随访则是一种较为便捷的信息收集方法，可以获取诸多疾病的相应后续信息。重点监测针对某些高危人群或者危害进行优先监测和控制，为事件和行为的原因提供线索。

四、公共卫生监测的方法

（一）建立监测组织和监测系统

国家及全国各级疾病预防控制中心是负责管理全国公共卫生监测系统的机构。负责全球公共卫生监测的机构是世界卫生组织。

（二）公共卫生监测的基本过程

包括资料收集、资料分析和解释、信息反馈和信息利用四个基本过程。公共卫生监测的基本内容框架如图 11-1 所示。

五、公共卫生监测系统的评价

建立的公共卫生监测系统是否成功，主要从以下几个方面进行综合评价，为

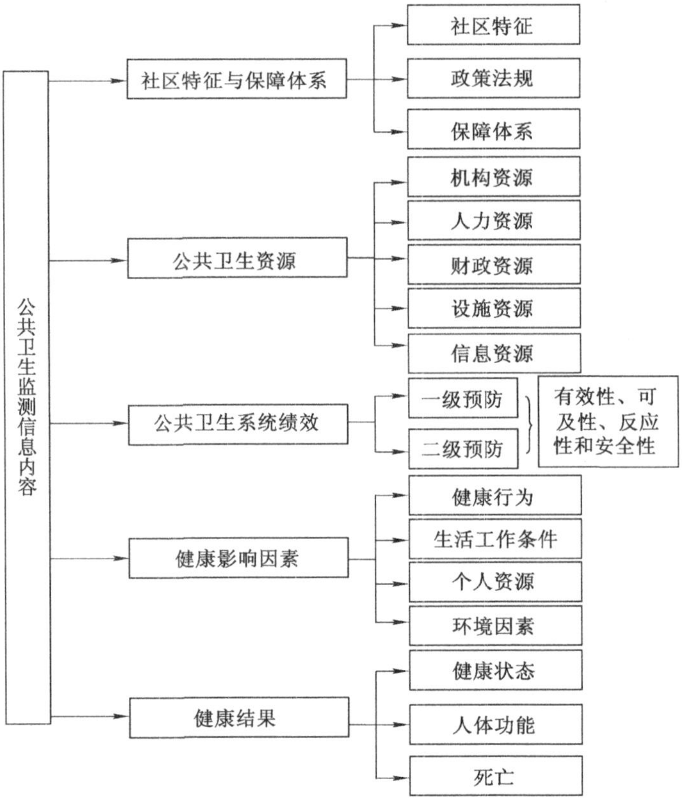

图 11-1 公共卫生监测的基本内容框架

进一步修订和完善监测系统提供依据。

（一）敏感性

敏感性是指监测系统识别公共卫生问题的能力。它主要包括两个方面：①监测系统报告的病例占实际病例的比例；②监测系统判断疾病或其他卫生事件暴发或流行的能力。

（二）及时性

及时性是指监测系统发现公共卫生问题到将信息反馈给有关部门的时间。它反映了监测系统的信息反馈速度。

（三）代表性

代表性是指监测系统发现的公共卫生问题在多大程度上能够代表目标人群

的实际情况。缺乏代表性的监测资料可能导致决策失误和卫生资源的浪费。

（四）阳性预测值

阳性预测值是指监测系统报告的病例中真正的病例所占的比例。

（五）简便性

简便性是指监测系统收集资料、监测方法和运作简便易行。

（六）灵活性

灵活性是指监测系统能针对新的公共卫生问题进行及时的改变或调整。

（七）可接受性

可接受性是指监测系统各个环节的工作人员对监测工作的参与意愿，反映在工作人员能否提供有效的信息。

第二节　公共卫生评价

一、公共卫生评价的定义

公共卫生评价、公共卫生政策研究制定和公共卫生保障是公共卫生三大功能。其中，公共卫生评价是公共卫生三大功能的基础，通过系统地监测评估调查来提供健康信息，体现在监测社区卫生状况、确定社区卫生问题、诊断和调查社区卫生问题；具体是应用或借鉴现代各学科中可利用的方法对公共卫生监测的信息进行分析、处理和解释，并根据监测的目的判定结果是否符合原先预定的标准或预计值，从而为进一步采取的预防控制措施提供定性和定量的依据。

二、公共卫生评价方法

目前比较常用的公共卫生评价方法有系统综合评价法、风险评估法、主成分分析法、层次分析法、TOPSIS 法和德尔菲法（也称专家经验法）。

（一）系统综合评价法

该法是指系统分析单元内各指标变量水平，并用统一指标来概括诸多统计指标的综合水平。如综合指数法就是把不同性质、不同类别、不同结构、不同计量单位的工作指标经过指数化变成指数，并进行比较和判定。计算的步骤为：指标指数化→按指数功能归类→确定权重系数→计算综合指数。一般指数越大，公共卫生质量越好。其优点是可以利用该方法进行判定或者进行个体间的比较。建设项目职业病危害评价中常利用综合指数对某建设项目职业病危害程度进行分级，但由于其存在一些不足之处，如未能区分高毒或低毒物质的危害大小，故目前已经逐渐被风险评估方法所替代。

（二）风险评估法

该法是综合事件发生的可能性与后果严重性，在公共卫生评价中逐渐被借鉴和应用，尤其是在职业病危害评价中，风险评估将替代诸多评价方法成为最重要的一种评价方法。风险评估的基本步骤可归纳如下：① 危险源的识别，可以是职业危害因素、传染源以及一切可构成健康危害的因素；② 确定受危险源影响的对象（人）以及危害的途径；③ 评估风险大小，确定采取的控制措施是否有效或足够；④ 对相应的风险进行管理与控制。

目前风险评估的方法与分类，以风险矩阵及风险因子评估最为常见。风险矩阵是以相对风险的方式来表示，亦即将决定风险的两大变量（可能性与严重性）以相对的方法大致分成几个不同的等级（一般而言区分成 3～5 个等级）。两大变量相互交叉相乘即可得到一个 9、16、25 个字段的风险矩阵，将所得到的不同字段的风险分类简化成 5 个等级的风险并予以定义。由风险矩阵方法可以扩展出另一种评估方式，考虑数个一般性的独立风险因子（如发生频率、严重程度、工程控制等），以具体的数字取代矩阵，以相乘或相加对其进行计算，积分越高，表示问题越重要。此种评估方式的优点在于具有弹性、容易计算、适合各种类型工厂。

公共卫生领域引入风险管理将有利于公共卫生的重大决策以及采取切实有效的预防控制措施。目前，在食品安全风险评估预警、传染病暴发风险以及公共安全风险方面均引入风险评估和风险控制的管理措施，大大提高了公共卫生决策和预防控制的科学性以及实用性。

（三）主成分分析法

在公共卫生评价中是指公共卫生多种评价指标之间存在相关性，以因子分析方法对复杂多维的评价指标进行降维处理，便于评价结果的判定以及不同主体之间的比较。通常以主成分的贡献率为权重，通过观察因子负荷以及因子得分，对不同指标进行归一标准化，以利于对卫生主体根据相应的标准进行排序或者比较，同时也可以为公共卫生资源的优先配置或者公共卫生问题的优先解决提供参考。

（四）层次分析法

层次分析法是指将复杂的问题分成若干个有序的阶梯层次，根据对因素之间的比较判断，把各因素的相对重要性定量化，再利用数学方法决定全部因素相对重要性的总次序。其基本的步骤是：确立层次结构→建立目标数图→建立判断矩阵→计算目标权重→一致性检验→计算各指标的组合权重→算出综合指数和排序。目前，公共卫生领域的评价常将此法应用在食品卫生监督年度工作效果、职业危害防护效果中进行评价。

（五）TOPSIS 法

TOPSIS 法即逼近理想解排序法，是系统工程中有限方案多目标决策分析常用的一种决策方法，最初用于综合评价工业经济效益，其优点是能对各决策方案进行排序比较。基于归一化后的原始数据矩阵，找出有限方案中的最优方案和最劣方案，然后获得某一方案与最优方案和最劣方案间的距离（用差的平方和的平方值表示），从而得出该方案与最优方案的接近程度，并以此作为评价各方案优劣的依据。TOPSIS 法在评价公共场所卫生监督质量、计划免疫工作、餐厅环境、尘肺危害程度等方面获得良好的可比性评价结果。该方法可充分利用原始数据信息，排序结果能定量反映不同评价单元的优劣程度，直观可靠。对数据无严格要求，适用性广。

（六）德尔菲法

根据公共卫生预选的目的，组织各领域的专家就最初设定的公共卫生问题进行充分沟通讨论，最终达成某种定性的评价结论，用以提供针对性的预防控制措施。

第三节　公共卫生预警

一、公共卫生预警的概念

随着公共卫生突发事件的逐渐增多，建立一套报告及时、分析准确、反馈快速的公共卫生监测评估预警体系至关重要。所谓的公共卫生突发事件，是指突然发生、造成或者可能造成社会公众健康严重损害的重大传染病疫情、群体性不明原因、重大食物和职业中毒以及其他严重危害公众健康的事件。公共卫生预警则是指根据收集到的公共卫生信息情报资料、疫情监测，对预测到可能发生事件的发生地域、规模、性质、影响因素、辐射范围、危害程度以及可能引发的后果等因素进行综合评估后，在一定范围内采取适当的方式预先发布事件威胁的警告，并采取相应级别的预警行动，最大限度地防范事件的发生和发展。公共卫生预警必须建立在公共卫生监测和风险评估的基础上，其预警功能才能真正发挥。

二、公共卫生预警体系

（一）建立公共卫生预警体系的意义

公共卫生的预警包含两层意义：一是预测某地区某时间段内公共卫生问题或者健康相关问题的发生发展趋势，为政府、卫生行政部门制订疾病预防控制的规划提供参考依据；二是预警可能突发的群体公共卫生事件（主要是不明原因的传染病流行、群体性急性职业中毒、化学中毒以及可能明确的疾病大流行等），为相应的应急救援、政府决策以及可能造成的各种损失评估提供依据。因此，建立公共卫生事件的预警是应急处理的前提，突发公共卫生事件预警系统是突发公共卫生事件应对体系的基础，是国家综合实力与现代文明的体现。建立和完善突发公共卫生事件预测预警系统，及时发现突发公共卫生事件异常动态，有助于有关部门在其发展成公共卫生危机之前及早控制事态发展，提高应对突发公共卫生事件的综合能力。

（二）建立公共卫生预警的基本要求

1. 防范的科学性

预警评估体系的建立，应当符合危机管理的原则，即科学性。预警是突发公共事件职能部门为了给人们提供风险可能发生的有效信息，指导人们及时采取相应的防范和应对措施，因而整个预警体系必须有严密的科学性。而公共卫生预警评估体系亦如此，必须通过各种有效的科学方法监测、分析各方面的公共卫生信息资料，应用科学的风险评估方法，甄别各种敏感的关键指标，以循证为基础的定量系统研究，确保预警信息的准确可靠和前瞻性。

2. 整体的系统性建立

公共卫生预警评估体系必须体现现代科学的三论，即系统论、控制论和信息论。从体系的构建组成中体现该体系必须符合整体的系统性。公共卫生预警评估体系是指为了能在突发公共卫生事件或某类健康事件来临时能尽早地发现并建立一套能感应事故或事件来临的信号，判断这些信号与事件之间的关系，通过对其风险源和征兆进行不断地监测，从而在各种信号显示其来临时及时地向各层次组织或个人发出警报，提醒组织或个人采取各种职业病预防措施等行动的系统。预警体系应当包括三要素：一是各类公共卫生事件（包括事故）的汇报制度，各类公共卫生事件的界定和分级，即危机信息的界定和分级；二是信息收集和评估系统；三是应对反应系统，即根据预警信息采取正确的策略和方案。

3. 操作的实用性

任何一种新的方法在实际应用中必须以实用为其生存的根本要求，建构于新思维之上的技术风险的公共卫生预警评估体系也必须体现实用的原则,以易于推广应用和易于操作为原则。同时,该体系必须符合我国社会经济发展的现状以及我国国情,具有明确的针对性。预警体系还应具备以下三个功能:一是预见功能。通过对各类信息资料中敏感关键指标的研究分析,找出某些敏感性指标的异常变化,并预先指出可能发生公共卫生事件的发展征兆。该功能是体系中的首要功能,其他功能则是由本功能衍生出来的。二是警示功能。通过预见,政府或卫生行政部门可以将有关公共卫生事件的信息结果向社会或有关部门发出警示,发挥政策导向功能。三是减缓和化解功能。通过及时采取一些措施,防止各类公共卫生事件进一步恶化,阻止群众性事件的发生和稳定和谐社会。

4. 动态的可变性

任何一种物质都是不断发展变化的,如社会结构、经济发展、人口流动和思想观念等。公共卫生预警评估体系同样也应当体现与时俱进的动态可变性。可拓展性是指系统要有充分的空间,能够根据具体情况不断增减预警的目标事件,具有不断调整和改善的能力。在体系的构建组成中,每个系统都有一定的可变性;在信息源系统中,各类监测信息以及关键的敏感指标均可根据不同时期或社会经济的变更、产业结构的调整等进行实时的调整,以达到收集的公共卫生信息更为准确和灵敏。同理,在应对反应系统中,政府、卫生行政部门等机构可以根据社会政策、经济政策和各地的实际情况及时疏导、缓解和防范公共卫生危害的相关危机因素。

(三)公共卫生预警体系的构建

公共卫生预警评估体系不是一个独立的系统,而是利用我国现有公共卫生体系中的人员、物资和设备,依托目前我国各类公共卫生信息系统,发挥其他可利用的信息监测系统作用,形成乡(镇)、区(县)、市(地)、省、国家等不同层次的纵向监测信息网络和以不同公共卫生监测项目为横向的信息网络。公共卫生预警评估体系将通过信息的收集、整理、分析和整合,对可能突发的公共卫生事件、一定时期内各类疾病或者健康问题的发展规律进行识别、监测、诊断与评估,及时发布公共卫生相关信息,警示有关部门和公众做好相关的应对和防治工作,及时采取有效的预防控制措施,尽可能减少突发公共卫生危害事故或事件带来的损失。

公共卫生预警评估体系由以下五部分组成。

1. 预警监测信息系统

(1)以病例为基础的监测

监测目标疾病的发病和死亡情况。通常有以下来源:医院门诊、急诊室的疾病、症状监测、公共卫生实验室监测和死亡登记。

（2）以事件为基础的监测

包括与人类疾病发生有关的事件和与动物疾病、食物、水和环境污染有关的事件，其中相当一部分监测也叫症状监测。可有以下来源：药品和医疗相关物品的销售监测、中小学生的缺课监测、动物和媒介监测、食品安全监测、环境监测、公共卫生设施、气候监测、水文监测、社会求助热线监测、非专业渠道的信息来源。

（3）不同来源信息之间的整合与共享

突发公共卫生事件的突发性决定了只有通过多渠道的信息采集，通过对相互独立并相互补充的数据源提供的整合信息进行比较，从而更加提高系统的灵敏性。一些非常规的且在多个监测系统中显示一致的变异往往更能提示突发事件的发生。因此，要打破目前存在的各部门、各系统的“信息孤岛”现状，将现有的各种监测信息整合在一个信息平台上，根据实际情况不断扩充其他信息来源，使各类信息互补，从而提高信息的利用价值。如在职业病危害预警体系中的信息源中包括职业病报告、各层次医院职业中毒相关资料、职业危害申报资料以及主、被动监测资料（哨点）等，构建职业病危害预警体系中的信息源系统。建立的职业病危害信息资源是预警体系的基础，加强公共卫生信息监测和管理是成功建立预警体系的关键。该信息系统必须是全面、完整、准确、及时、动态、更新的。

2. 预警分析系统

通过对信息源系统的分析和评估，构建预警评估体系中的预警分析系统。该系统要求应用科学的方法对收集的信息资源进行分析预测，如采用循证医学、模型预测等科学研究方法，对公共卫生危害进行风险评估、划分风险等级以及预警等级，从而为建立针对性的应对反应系统提供依据；同时制定预测信息管理制度，开展公共卫生事件的预测预报工作，且预测信息必须保持及时、客观、全面、真实、稳定和连续，确保整个预警评估体系的完整性。

3. 应对系统

根据预测信息建立应对反应系统，在不同预警等级的基础上制定各层次的应对反应措施，从而实现公共卫生的分级管理。一方面为制订各类突发公共卫生事件的应急预案和应急救援提供依据；另一方面也为各级部门制订公共卫生规划等提供线索。

4. 发布系统

各级政府、卫生行政部门在适宜的条件下，向社会公众公开发布各类的公共卫生信息，组成了该体系的最后一个系统，即发布系统。

5. 评估监督系统

在公共卫生预警评估体系建成和运行一定时期后，必须对体系进行评估和监督（即体系的评估监督系统），从而有助于不断完善体系的功能。评估的标准是以是否发挥本体系的功能为基本的衡量尺度，即体系是否具备了对公共卫生事件的预见、警示和缓解功效，同时还应当考虑体系反应的灵敏性，考虑我国公共卫生的发展水平，结合当地的实际情况进行适当的调整。评估的内容包括优先监测的公共卫生事件、体系的组织结构、体系运行的过程和能力等。

公共卫生预警评估体系的建立不是几个分系统的堆砌，而是必须建立相应的组织结构、运行机制和支持系统来保障体系的正常运行。其中，支持系统包括政策支持、法律保障、技术支持、软硬件设备、人员配备与培训等，充分发挥政府和社会各方面的积极性，为保障体系的建设和运行奠定基础。

三、公共卫生应对系统

（一）突发公共卫生事件的分类

根据不同的公共卫生事件性质不同，可将突发公共卫生事件分为五类。

（1）重大传染病疫情，指的是传染病的暴发（在一个局部地区短期内突然发生多例同一种传染病患者）和流行（一个地区某种传染病发病率显著超过该病历年的一般发病率水平），包括鼠疫、肺炭疽和霍乱的暴发，动物间鼠疫、布鲁杆菌病和炭疽等流行，乙丙类传染病暴发或多例死亡，罕见或已消灭的传染病，新传染病的疑似病例等。

（2）群体性不明原因疾病，指 3 人以上发生不明原因的疾病。

（3）重大食物中毒，包括中毒人数超过 30 人或出现死亡 1 例以上的饮用水中毒和食物中毒。

（4）重大职业中毒，短期内发生 3 人以上或出现死亡 1 例以上的职业中毒。

（5）其他严重影响公众健康的事件，包括医源性感染暴发，药品或免疫接种引起的群体性反应或死亡事件，严重威胁或危害公众健康的水、环境、食品污染，放射性、有毒有害化学性物质丢失泄漏等事件，生物、化学、核辐射等恐怖袭击事件，有毒有害化学品、生物毒素等引起的集体性急性中毒事件，有潜在威胁的传染病动物宿主，媒介生物发生异常，学生因意外事故自杀或他杀出现死亡 1 例以上的以及上级卫生行政部门临时规定的其他重大公共卫生事件。针对突发公共卫生事件的不同性质，我国应当建立相应的应急应对系统。2003 年，SARS 导致的公共卫生和社会治理危机，使我们必须面对现实，改革原有的公共卫生思维理念，不断与时俱进，从而建立一套多层次多目标的公共卫生应对系统。

（二）建立公共卫生应对系统的指导思想

(1)“预防为主”的理念应当贯穿于整个应对系统中。

(2) 必须建立在符合我国国情、地方特点以及可能暴发的公共卫生性质。

(3) 应对系统必须是反应敏捷高效而又具有可持续性的功能。

(4) 其建立是一项长期不断完善的艰巨任务。

（三）公共卫生应对系统的组成

公共卫生应对系统主要包括六个子系统，各子系统具有独特的应对功能，相辅相成，缺一不可。由以下六个子系统有机整合而形成的公共卫生应对体系旨在达到应对突发公共卫生事件的最优效益。

1. 突发性公共卫生事件应急指挥中心

它是公共卫生应对体系的大脑，具有高科技、信息化的特点。成功地应对突发公共卫生事件需要一个强有力的指挥部。同时，它也是处理突发公共卫生事件的最高权威、突发公共卫生事件的指挥决策机构。该中心包括领导决策系统、指挥协调系统、监控督查系统和执行运作系统等。平时授权公共卫生应对体系办公室组织、协调、演练，保证整个体系随时处于最佳准备状态。战时突发公共卫生事件应急指挥中心一经启动，即能 24 h 运转，信息畅通，资源充足，具有高效的指挥功能。

2. 公共卫生信息系统

公共卫生信息系统包括传染病报告和监测系统，症状监测预警系统，临床预防信息沟通交流系统，临床和预防医学专家信息库，生物、化学、核威胁信息库等。

3. 疾病预防保健网

它是突发公共卫生事件应对体系的基石，包括三级预防保健网、现场流行病学队伍、现场实验室快速诊断系统、预防医学人才培训基地、卫生监督执法队伍、危机沟通和公共关系专业队伍以及健康教育专业队伍。

4. 医疗救治网

它是应对突发公共卫生事件的主力，包括医院外医疗急救中心、三级医疗救治网络（传染病和非传染病）和中毒救治中心。

5. 医药器械应急用品储备系统

它为突发公共卫生事件应对体系提供了可靠的物质基础，消除了重大公共卫生和灾难事件处理的后顾之忧。

6. 突发公共卫生事件危机监测和评价系统

监测危机处理过程中出现的各种问题，及时提供反馈，保证体系的高效率。同时，对危机处理的策略和措施进行客观的评价。

第十二章　公共卫生监督管理

第一节　卫生监督的性质、分类及效力

卫生监督对于卫生工作者和普通的公民而言，并不是一个陌生的概念，社会上许许多多的人，时时刻刻都在自觉地接受或从事卫生监督活动。因为凡是有人群的地方、凡是从事社会公共卫生活动，都需要并存着卫生监督。然而对于这样一项渗透于人们日常生活中并贯穿于人类整个社会运行过程的活动，对于这样一种能促进社会经济发展和保护国家、集体、个人有关卫生与健康方面合法权益的重要措施，对于这样一门新兴的科学，并不是每个人都能透彻理解的。相反，许多人只知道卫生监督存在于社会运行过程中，而不理解卫生监督在保障社会经济发展和人民健康中所起的真正作用。因此，要研究卫生监督理论，探讨公共卫生监督学，首先就要学习和掌握卫生监督的基本理论与知识，弄清卫生监督的概念、功能和特征以及卫生监督的分类和效力等问题，从而去指导卫生监督实践。

一、卫生监督的性质、作用及意义

（一）卫生监督的概念

卫生监督是政府卫生行政部门依据公共卫生法规的授权，对公民、法人和其他组织贯彻执行卫生法规的情况进行督促检查，对违反卫生法规、危害人体健康的行为追究法律责任的一种行政管理活动。卫生监督的目的是行使国家公共卫生职能，实现国家对社会的卫生行政管理，保护人民的健康，维护国家卫生法制的统一和尊严。其性质属于国家监督，是国家行政监督的一部分，同时也是国家卫生行政管理的重要环节。

（二）卫生监督的属性

从卫生监督的定义我们可以看出，卫生监督的主体必须是卫生行政部门，它

的对象是卫生监督相对人——公民、法人和其他组织。这就表明卫生监督是政府行为，是行政职能。所以，卫生监督的行政性是其根本属性。这里的所谓行政性，是说卫生监督是政府的行政行为，是政府公共职能的体现。长期以来，人们对国家的公共职能作用有所忽视，当今现代化的国家现实生活以不可抗拒的力量冲破了人们头脑中的思想禁锢，使得人们有可能客观地分析国家职能的真正含义：第一，任何政治统治的实现必须以完成一定的公共职能为前提。没有管理、协调等公共职能的有效措施，政治统治本身就无法实现。第二，国家的本质必须通过一定的公共职能活动得以体现。国家总是直接通过管理、协调等公共职能来维护公众的利益，并保证社会的长治久安。可以说，只要国家存在一天，公共职能便存在一天，只要国家不断发展，公共职能就会日趋膨胀。而卫生监督就是一种既独立存在，又与其他国家职能密切相关的公共职能。具体地说，就是公共卫生职能。总之，国家为实现社会经济的发展和社会生活的稳定，有赖于包括卫生监督在内的公共职能的充分行使。这便是卫生监督存在的主要机制。

在我国，随着法制建设和社会经济的发展，卫生监督作为一种行政执法行为业已成为一种制度。它是通过实施卫生法律、法规、强制和规范社会行为，最大限度地减少危害，控制环境，进而达到增进健康的目的。目前，这一制度已由国家以立法的形式加以确立。

我们强调卫生监督行政性的同时，又必须承认它的技术性，这也许是卫生监督区别于其他许多行政工作的显著特点。卫生监督的技术性与行政性并不矛盾。卫生监督的许多实际工作，如判断是否合法，是以检测检验数据作为判断标准的，没有这些数据，会很难甚至不能依法监督。所以，技术手段是卫生监督不可少的，也就是说，卫生监督有赖于许多卫生技术手段才得以有效实施。因此，卫生监督的行政性与技术性是统一的。

（三）卫生监督的功能和特征

1. 卫生监督的功能

卫生监督的功能就是卫生监督所具有或应发挥出的效能。不同专业化的社会分工必然产生不同的监督功能。卫生监督的功能是在实现国家公共卫生职能过程中，普遍存在的制约、规范、预防和促进等作用。这些作用体现为卫生监督的具体功能。作为卫生监督的功能，它们各自既有其特定的含义和作用，相互间又有机联系、密切配合，形成了卫生监督的整体功能。各种功能只有形成了整体功能共同发挥作用时，才能有效地发挥卫生监督公共职能作用。

2. 卫生监督的特征

卫生监督的性质、内容、任务及形式，都是由社会生产力的发展水平和现存的关系所决定的。基于这样的认识，我们就可以得出卫生监督有如下的特征：① 公益性；② 保护性；③ 技术性；④ 综合性。

在卫生监督的功能体系中，制约功能显示了卫生监督的目标，规范功能反映了卫生监督的效果，预防功能突出了卫生监督的重心，促进功能明确了卫生监督的结果。所以，卫生监督的各种功能是一个相辅相成、缺一不可的辩证体系和不可分割的整体。当然这并不是说各种功能的地位和作用表现在卫生监督过程的同一阶段上是等量齐观的，也不是说功能体系是静止的、一成不变的。在卫生监督过程的同一阶段或不同阶段，各种功能共同发挥作用，但其作用有小有大，其地位有主有次。同时，随着卫生监督工作的开展，卫生监督功能也在不断地发展和完善。因此，在卫生监督实践中，要想很好地发挥其功能，不仅要服从卫生监督对象运行的客观规律，而且要遵循卫生监督活动本身的客观规律，同时还应积极探索、完善和发展卫生监督功能的运行机制。

（四）卫生监督的作用和意义

1. 卫生监督的作用

经过多年的努力，我国卫生法制建设成绩斐然，卫生法制管理的局面在我国已初步形成。因此，作为我国法制制度中重要组成部分的卫生监督，在我国社会组织和社会生活中所起的作用已经日显突出，其所占的地位和拥有不可替代的重要作用不仅在理论上，而且也已被广泛的社会实践所证明。

（1）卫生监督为保障和提高公众的健康水平发挥重要作用

卫生监督是使公共卫生法规的立法目标得以实现的基本保证。在公众的居住、旅行、工作、学习、劳动、生活、娱乐及饮食、用药等各方面发挥保护者的作用，才使许多疾病得以消除，许多危害得以避免，许多不良影响得以减轻，生活和生命质量得以提高。卫生监督工作与其他卫生工作的结合，与国家其他管理工作的结合，使我国公众得以生活在安定、安全和卫生的社会中，才使人们健康水平有了很大提高。这其中固然是政治、经济、文化、卫生等多方面因素综合作用的结果，但公共卫生监督的作用是不能抹杀的。因此，只有充分发挥卫生监督的作用，才能实现公共卫生立法意图，才能始终有效地不断提高公众的健康水平和生命质量。

（2）卫生监督是实施国家职能、打击违反卫生法规活动的重要手段

随着经济体制改革的不断深入，市场经济体制的逐步确立，政府职能逐步转变，以往那种单纯依靠行政手段进行管理的方式，正在逐渐过渡到法律手段和行政、经济手段并存的管理方式。目前，卫生监督作为法律手段之一，已成为政府法制工作中不可分割的组成部分。这是因为各级卫生行政机关贯彻执行卫生法

规的过程本身，就是一种国家意志的体现，是国家职能的行使，且以国家强制力作为保证。因此，可以对违反卫生法规的行为给予必要的制裁。

在改革开放的新形势下，卫生监督工作就显得尤为重要了。卫生监督职能的有效实施是各项卫生措施和各种疾病管理制度得以全面贯彻落实的切实保障，特别是对于打击和减少违反卫生法规活动、制止危害人民健康行为的发生有着不可估量的作用。

(3) 实施卫生监督是保护国家、团体、公民个人有关卫生方面的合法权益的重要措施

随着经济的飞速发展，公共卫生问题已日益突出，工业“三废”、化学农药、生活废弃物、放射性污染物、粉尘、噪声、毒物等有毒物质不断增加，使生产、生活、学习和工作环境恶化，直接威胁着人民的身体健康。通过卫生监督可能控制和改善社会生产环境的卫生状况并提高其质量，防止各种有害因素对人体的危害，提高人群健康素质，从而达到保护劳动力、促进社会生产的发展和间接地为社会创造物质财富的目的。通过卫生监督可以充分保证国家、团体、公民三者在社会经济活动中有关卫生方面合法权益的实现。如卫生行政机关通过卫生检查、审核，对合格者发给“卫生许可证”，从而保证人们合法经营的权利。显然，卫生监督关系着人们的衣食住行和生老病死。它贴近人们的生活，是社会、家庭和个人都离不开的，已经成为现代社会组织和社会生活的重要组成部分，是现代社会充分有效地保护国家、团体和公民个人合法权益的重要措施。

(4) 卫生监督的大力开展能够促进卫生监督的自我完善

首先，卫生监督能把法律固定下来的卫生行政机关的各种管理关系加以确认落实，从而促进整个卫生管理系统合理有序、有规律地良好运行，真正做到从“人治”走向“法制”；其次，卫生监督有促进和完善卫生立法的作用。实施卫生监督的同时，还能为卫生立法反馈有价值的信息，以利于公共卫生法规的作用和意义，通过卫生监督实践可以真实地反馈出人员资质方面存在的某些不足，并找出人员配备上的差距，从而在队伍建设上有针对性地得到补充、加强和提高，进而通过良好、配备合理的卫生监督人员的活动，去获取卫生监督的最佳效益和效果。

2. 卫生监督的意义

我国是社会主义国家，人民是国家的主人，卫生监督既体现了党和国家对人民健康的高度重视和关怀，又代表人民保障了其卫生安全的正当权益和要求。卫生监督作为维护法律的尊严、保证法律具体得到贯彻实施的一项制度，是促进和保障社会经济发展的重要手段，无论是现在还是未来，其意义无疑都是十分深远的。

可以说，不重视卫生监督或不进行卫生监督，法制建设便是残缺不全的，宪法所赋予的“保护人民健康”的意图以及为这一意图而创制的公共卫生法规的实施也就无从谈起、无从实现，依法治国、依法行政的局面也就不会形成。总之，是否实施卫生监督以及监督的好坏，直接关系到国家经济建设发展速度的快慢，关系列人民健康，乃至关系到子孙后代的身体素质和全民族的兴旺发达。

二、卫生监督的分类

对卫生监督进行分类研究，是为了更加深入地理解和掌握卫生监督制度与监督实践。

（一）预防性卫生监督与经常性卫生监督

1. 预防性卫生监督

预防性卫生监督是指卫生行政机关依据公共卫生法规地城乡规划和基本建设项目（新建、扩建、改建、续建等）所开展的设计卫生审查和竣工验收的监督活动。通过城乡规划的卫生审查可以全面、客观地评价区域性环境卫生质量、局部环境污染、卫生防护效益等，从而提高措施，以防止、克服、避免自然灾害和工程灾害，进而创造出清洁舒适、有利于身心健康以及有利生产、工作、学习和生活等良好的环境和场所。

预防性卫生监督旨在从规划布局和建筑设计上贯彻卫生要求，达到保护环境、控制污染和有关公害，增强人民体质，保障人民健康，并造福子孙后代。可以说，开展预防性卫生监督是贯彻“预防为主”方针最积极、最有效、最基本的工作方法。

2. 经常性卫生监督

经常性卫生监督指卫生行政机关定期或不定期地对管辖范围内的企事业单位、个人或有关社会组织遵守公共卫生法规的情况进行的日常性监督活动。经常性卫生监督，用于实施一定行为进行之中的事中监督。这一监督可能是定期的，也可以是不定期的。卫生行政机关通过现场实地调查、巡回监督、抽样检验、定点监测以及技术资料的审查等做出客观的卫生学评价，借此来全面了解认定生产经营单位、企事业机构及工作人员的生产经营许可证的持有情况，环境卫生、产品质量、污染状况及有无发生危害生产经营人员及消费者健康的隐患等，以便及时发现问题、查明情况、找出原因，进而采取措施并及时予以纠正。对于查出的严重违法行为，卫生行政机关则代表国家进行必要的行政处罚，对其中触犯刑律的，则提交司法部门依法追究刑事责任。

（二）约束卫生监督行为与自由裁决卫生监督行为

卫生监督以受公共卫生法律、法规和规章拘束的程度为标准行为。约束卫生监督行为，指凡是公共卫生法律、法规和规章对行为的内容、形式、程序、范围、手段等做了较详细、具体和明确规定的卫生监督行为。卫生行政机关实施管束行为，必须严格依法办事，不能或很少能以自己的评价、权衡、裁量参与其间，不可带有随意性，否则就是违法行为。如申请开办化妆品生产的企业，必须具备规定的条件和要求，卫生行政部门才能发给“化妆品生产企业卫生许可证”，不够条件和要求的不能随意降低条件和要求发给许可证。

自由裁量卫生监督行为是指法律规范在规定行为的内容、形式、程序、范围和手段等方面留有一定的选择余地或幅度，或者只做原则规定，可以由卫生行政机关根据法律规范的理解和对相对人的行为状况的了解给予综合考虑，所采取的卫生监督行为。

约束与自由裁量的卫生监督行业两者的划分并不是绝对的。约束是相对于“自由”而言的，约束行为一般也存在一定的自由裁量成分，公共卫生法规不可能对卫生监督在所有情况下所做出的行为都做详细、具体、明确的规定。从当今正在适用的公共卫生法律规范的总体情况看，卫生行政机关所实施的行政处罚，绝大部分都有自由裁量的余地或幅度。所以，在卫生监督活动中卫生行政机关和卫生监督人员一定要注意，不能滥用自由裁量权，自由裁量也必须合法、适当。公共卫生法规授权卫生行政机关实施某种行为，即使没有规定任何一种具体方式、程序、限度，然而公共卫生法规授权时有着明确的授权目的。因此，卫生行政机关在实施自由裁量行为时，不准违反授权法的目的，更不能超越卫生法律、法规和规章规定的自由裁量范围。否则，依法行政就会变成专制行政、违法行政。

在卫生监督中，划分约束行为和自由裁量行为的意义在于：首先是便于对不同的卫生监督行为提出不同的要求；其次是便于在卫生行政诉讼中，对不同的卫生监督行为进行不同程度的司法审查和不同的判决。一般约束行为只确定是否违法的问题，法院在卫生行政诉讼中可予以全面审查，若确定其违法，违反了法律规定的作为义务或不作为义务，即可以撤销；而自由裁量行为一般只确定行为是否适当的问题，法院在卫生行政诉讼中只审查其是否违反授权法的目的，是否滥用裁量权和是否越权等，而对其行为的方式、实施程序或限度的确定等，除非显失公正，否则法院一般不予审查和变更。

（三）依职权卫生监督行为与依申请卫生监督行为

依职权卫生监督行为即根据公共卫生法规赋予的职权，不待相对人的申请而由卫生行政机关主动做出的卫生监督行为。因其是不待请求而主动为之的行为,故又称为主动监督行为。

依申请卫生监督行为是指卫生行政机关只是在相对人申请的条件下,才能依法采取的卫生监督行为。如审批、发放卫生许可证的行为;对生产特殊化妆品进行审核,并发给批准文号的行为。申请是相对人根据卫生法规的规定,为获得某种权利的单方意志体现,它是卫生行机关被动的监督行为的先决条件。针对该类行为,卫生行政机关则负有作为义务。相对人申请,卫生行政机关必须给予一定答复,无论是拒绝或者批准,不得无故拖延或拒不答复。

(四)要式卫生监督行为与非要式卫生监督行为

依据卫生监督是否必须具备一定的法定形式为标准,还可以将卫生监督分为要式行为和非要式行为。

要式卫生监督行为是必须依据法定方式进行或必须具备一定的法定形式,才能产生法律效力和后果的卫生监督行为。卫生法规未规定一定具体方式或形式,允许卫生行政机关依据情况自行选择适当方式或形式进行的卫生监督行为,称为非要式卫生监督行为。这类行为无论是采用口头形式、书面形式,还是电话、电报等各种其认为适当的形式,都可以生效。

划分要式行为和非要式行为,便于卫生法规对于不同的卫生监督行为作出不同的要求,从而达到既保障卫生监督行为的严肃性,又能保证卫生监督行为效率的目的。对于大多数卫生监督行为,由于它们直接涉及相对人的权益,卫生法规就必须规定明确的形式,以防止事后发生争议,一旦事后发生争议,也便于查明责任归属和解决争议。这也是贯彻依法行政原则的具体体现,即卫生行政机关的监督活动要执法有据,无法律根据不得为之。所谓法律根据,当然包括卫生法规所确定的必要方式或形式。一般非要式行为仅限于特定的场合和条件。此外,法院在卫生行政诉讼中,对于要式行为要审查其形式的合法性,对非要式行为只审查其形式是否有越权和滥用自由裁量权的情况。

三、卫生监督行为的效力

(一)卫生监督行为的有效成立

卫生监督行为的成立必须具备一定的要件。这里的成立要件是指卫生法规要求卫生行政机关实施监督行为时所必须遵守的条件。只有遵守或符合这些,卫生监督行为才有能有效成立,并具有法律效力。否则,该行为就不具有法律效力,为无效行为或可撤销的行为。

卫生监督行为有效成立的一般要件,包含以下几个方面。

1. 行为的主体合法

卫生监督行为的成立，首先要求实施行为的主体合法。只有具备卫生监督主体资格的卫生行政机关才能进行卫生监督活动。相反，不具有卫生监督主体资格的机关就不能实施卫生监督职权，其做出的行为也没有法律效力。卫生监督的主体资格都是由卫生法律、法规规定的。只有卫生法律、法规设定的卫生监督主体，其卫生监督行为才是有效的。

2. 行为不超越权限

卫生法规确定了卫生行政机关的职责权限，所以卫生行政机关只能在卫生法规规定的职权范围内代表国家行使其权力，所实施的卫生监督行为必须在法定职权范围之内，而不得超越权限。

3. 行为内容合法

这里所讲的行为内容合法系指卫生监督行为的内容要合乎卫生法规的规定。合法还包括卫生监督的内容要适当、明确，符合社会公认的基本原则，不损害公民、法人或其他组织的合法权益以及社会公共利益。只有符合卫生法规规定，合乎公共利益的卫生监督行为才能合法成立。

4. 行为符合法定形式

对于卫生法规要求有特定形式的要式行为，行为卫生监督主体的卫生行政机关在具体实践中必须遵照规定执行，即按法定形式实施其行为才能有效成立。至于何种卫生监督行为应以何种形式为之，在此尚不能一概而论，须视法规的具体规定而定。如申请化妆品生产许可证的，经卫生行政部门审核同意便可制作和颁发“化妆品生产企业卫生许可证”。制作和颁发许可证便是同意申请许可事项的形式要求。对于各种卫生法规所明确规定的形式要求，卫生行政机关和卫生监督人员必须严格遵守。至于那些卫生法规未做特别形式要求的非要式行为，卫生行政机关则可以任选一般卫生法规允许的各种形式，但仍不得违背卫生法规的限制性要求。

5. 行为符合法定程序

程序是保证卫生监督行为正当、合法的必要条件，卫生监督行为必须按照法定程序进行，才能合法成立。此处的程序是指卫生监督行为实施时所要经过的过程和步骤。任何一项卫生监督行为的做出，都有一定的程序约束，不受程序约束的卫生监督行为，在原则上是不存在的，也是违法的。卫生监督严格按照程序进行，这对保护相对人的合法权益不受侵犯、保障卫生监督行为的科学性和正确性、维护卫生监督主体的整体形象均有重要的实际意义。

（二）卫生监督行为的效力

行为的效力是由行为的性质所决定的。我们知道，卫生监督行为是卫生行政机关代表政府依法实施的具体行政行为，所以，该行为是具有法律效力的行为。一般依据卫生监督行为的内容，可以发生三种效力，即：确定力、执行力和拘束力。

1. 确定力

确定力是指卫生监督行为一经有效成立后，就具有不得再行更改的效力。具体地说，已确定的卫生监督行为非依法不得被任何国家机关或行政机关本身所随意变更或撤销，相对人更无权自行变更。超过复议或起诉期限，相对人亦不得对卫生监督行为提起行政复议或进行诉讼。卫生监督行为的确定力是卫生法制稳定的基本因素之一。它对于保障相对卫生监督行为的信任无疑是非常重要的，假如已实施的卫生监督行为可以被任何一个国家机关或行政机关本身所任意变更和撤销，那么，相对人的权利和义务就会随时处于一种不稳定的状态之中，致使相对人无所适从，失去安全感，从而给相对人乃至社会的利益造成不必要的损失。换一个角度说，确定力也是维护卫生行政机关权威性和法律严肃性的更要保障。

2. 执行力

执行力是指卫生行政机关依法采取一定手段，使卫生监督的内容得以完全实现的效力。卫生监督行为是维护公共卫生秩序、保护人民健康、增进公共利益的重要措施，其行为所涉及的对象，都必须严格遵守执行。在相对人不执行时，卫生行政机关可依法采取一定手段强制执行，以实现公共卫生秩序、人民健康和公共利益所要求的状态。通常，执行力只能在依法确定为无效后，才停止执行。在申诉或诉讼期间，原则上卫生监督行为不停止执行，除非法规另有规定。

3. 拘束力

拘束力是指卫生监督行为实施后，具有约束和限制的效力。有效的卫生监督行为，对卫生行政机关及相对人具有相同的约束力。卫生监督行为成立后，无论是实施行为的机关，还是其上级或下级机关，以及其他行政机关或企事业单位，在该行为未被合法撤销中或变更之前，都要受其拘束。卫生监督行为作为代表国家的一种行为，其所指向的相对人必须服从，相对人必须无条件地履行卫生监督行为所设定的义务，不得做出与该行为相抵触的行为，即相对人必须受监督行为的拘束。

（三）卫生监督行为的撤销、废止、变更和消灭

1. 卫生监督行为的撤销

卫生监督行为的撤销是指卫生监督行为在使用过程中，发现不符合生效要件的情况，由有关机关依法予以撤销，使该行为向前向后均失去效力。卫生监督

行为的撤销以有溯及力为原则，因为卫生监督行为违反法律规定，就根本不应存在。

2. 卫生监督行为的废止

卫生监督行为的废止是指卫生监督行为在成立时是合法的，后来由于情况发生变化，使其不宜继续存在，使它消失了效力，这便是卫生监督行为的废止。被废止的卫生监督行为自废止之日起不再有效、而废止前的行为后果则依然有效，它只是效力的终止。导致卫生监督行为废止的原因是多方面的，既有因客观形势发生变化的一面，也有源于法律及政策发生变化而引起卫生监督行为废止的情况。一般是否废止，应由原卫生行政机关或其上级机关来决定。应注意区别的是，废止与撤销两者性质是完全不同的，卫生监督行为的撤销是因其违法或不当而引起撤销，废止则是因情况的变化而造成过失，本身并无违法或不当现象。因此，我们在卫生监督实践中，对这两个概念一定要严格区分。

3. 卫生监督行为的变更

对已经发生效力的卫生监督行为，发现其不当或因情况变迁使原行为变得部分不适用，从而对部分行为加以改变或使部分行为失去效力，并做出新的规定，就是卫生监督行为的变更。所谓情况变迁，是指卫生监督主体做出的监督行为一般都允许相对人有一定的履行期限，在此期限内，具体适用情况和条件有可能发生很多变化。如政策形势变化、相对人的条件变化、相应的法规的废止等，都可能导致一部分卫生监督行为不再适用。在此情况下，对已做出的卫生监督行为就应及时变更。概括地说，卫生监督行为的变更，是既成事实的卫生监督行为既不被撤销也不被废止，只是变动其内容的某部分。

4. 卫生监督行为的消灭

卫生监督行为的消灭是指卫生监督行为的效力完全停止、不复存在。除因撤销或废止而使卫生监督行为消灭外，还有其他多种情况可以导致卫生监督行为的消灭：

(1) 因颁布新法规使已做出的行为失去效力。

(2) 卫生监督行为的对象已不复存在，如责令停业改进的食品加工企业的破产或倒闭。

(3) 相对人(指自然人)死亡，已经无法履行卫生监督行为设定的义务。

(4) 期限届满。

(5) 相对人的义务已充分履行完毕。

第二节　卫生监督的主体

卫生监督主体是行使卫生行政执法职能的组织基础，卫生法律规范能否得到执行和实施，其调整的社会关系、保障人民健康的目的能否达到，主要取决于卫生监督主体的有效活动。对卫生监督主体资格的正确确认，无疑有助于确定卫生监督行为的效力，有助于界定卫生行政诉讼当事人。因此，弄清这一问题，不仅具有理论意义，同时还具有深刻的实践意义。

一、卫生监督主体的概念

前面讲过，卫生监督法律关系是由主体、内容和客体三个要素构成的。而卫生监督法律关系的主体是指卫生监督法律关系的参加者，亦即在卫生监督法律关系中享有权利并承担义务的当事人。根据卫生监督法律关系的主体在法律关系中的地位不同，或者说享有的权利和承担的义务的不同，可将卫生监督法律关系的主体分为两部分：卫生监督执法主体和卫生监督守法主体。通常所说的卫生监督主体即指卫生监督执法主体，包括各级政府卫生行政机关及卫生法律、法规赋予卫生监督权力的其他卫生行政部门；而卫生监督守法主体是指卫生监督主体的管理相对人，即在卫生监督法律关系中处于被管理地位的一方相对人，可以是公民、法人，也可以是其他组织。

需要指出的是，卫生监督主体是一种组织，而不是个人。诚然，作为卫生监督主体的卫生行政机关及其他卫生行政部门都是由数量不等的公民个人即卫生监督人员组成的，且在实践中卫生监督活动也都是由卫生监督人员去完成的，但因此便把卫生监督人员也当作主体，与卫生监督机关等同起来，则是不能接受的。卫生监督人员在性质上只是卫生监督主体的构成要素之一，他们只能代表卫生监督主体行使职权，而不能决定主体的性质，不能承担卫生监督活动所产生的后果。故此，卫生监督人员不是卫生监督的主体。

二、卫生监督主体的确立

我国目前实行的卫生监督主要是通过直接赋予各级政府的卫生行政部门以监督权来实现的，而其他卫生行政部门成为卫生监督主体行使卫生监督权，也只能源于卫生法律、法规的授权或合法委托。由此可见，卫生监督权的确立即卫生监督主体的确立是由卫生法律、法规统一加以规范的，卫生法律、法规将卫生监督权授予什么机关，这种机关便具有卫生监督主体的地位，同时也就有了卫生监督的权力。通常，只有全国人大及其常务委员会通过的法律和国务院颁布的行政法规以及地方法规授予执法权才是有法律效力的。

三、卫生监督主体的地位

卫生监督主体是由卫生法律、法规确立的，卫生监督主体一经确立便有不可代替的法律地位。

第一，表现在确立了卫生监督主体与守法主体之间的法律关系，即前者与后者之间确立了“管与被管”的关系。前者必须依法对后者进行卫生监督；后者必须遵守法律设定的义务，并接受前者的监督检查。当然，后者可以对前者的行政合法性进行监督，并可提出复议和诉讼的请求，但这与前者对后者的监督在性质上是完全不同的两码事。

第二，卫生监督主体一经确立，便具有了相应卫生法规所设定的所有权力。但卫生监督主体所具有的权力仅限于该法律或行政法规所设定的权力，超越这个界线即为无效。

第三，卫生监督机关具有单一性和对执法权的垄断性。无论哪一部法规，它对同一监督事项的监督主体的确定均是单一的，即只授予一种机关或单位以监督权，绝不授予两种或两种以上的机关或单位以监督主体的资格。这是由行政管理的一般原则所决定的。一个国家不能有两个政府，一个政府不能有两个部门从事同一管理工作，否则就会导致混乱。当然，在同一法规中可能出现两个以上的监督主体，如《放射性同位素与射线装置放射防护条例》中便有卫生行政部门、环境保护部门和公安部门三个监督主体。这是由于对同一客体的管理分解为几个不同方面，而由几个不同的主管部门负责，但就其中某个方面，如卫生要求的遵守，是只授予卫生一个部门监督的，不会出现两个以上部门对一个对象同一行为监督执行。

第四，卫生监督主体进行卫生监督活动有其独立性。这就是说，卫生监督主体独立完成卫生法规赋予的义务，摒弃两个以上部门“齐抓共管”“共同负责”或“一家牵头、其他协助”等混沌不清的管理方式，采取清晰明了的权利、义务一身担的方式；另一方面，也划清了上下级之间的责权关系，某行政区域的卫生监督主体全权负责本辖区内的卫生监督任务，上级卫生监督主体不得与之重复管辖，同时该行政区域的政府首脑机关和上级领导尽管对卫生监督主体有直接的领导权，对卫生监督主体工作人员及其法定代表人有任免权，但不得违法干预其卫生监督工作，也不能代替其履行卫生监督职能。

第五，卫生监督主体地位的不可改变性。卫生监督主体地位的确立、变更都必须通过法律、法规的设定，非经法规的修改或废除程序，既定卫生监督主体的地位不可改变。各级政府机关或单位无权取消或取代特定卫生监督主体的资格，也无权将卫生监督主体的资格随意“转授”给其他机关和单位。

第六，卫生监督主体地位的有限性。无论何种权力都必须受到制约，这是国家管理理论的共识。卫生监督主体作为具体行政行为的执行者也必须接受监督和制约。这种监督和制约是多方面的，如监督程序的规范化、同级政府机关的监督检查、上级卫生监督主体的检查和纠正、相对人的申请复议和提起诉讼等。这些可制约卫生监督主体的权力，促使其依法行政，减少和避免违法行政和非法行政的发生。

总之，卫生监督主体的资格一旦被授予某种机关或单位，这种机关或单位便成为卫生监督机关，便拥有了卫生监督主体的地位，便可行使卫生法律、法规授予的各种权力。

四、卫生监督机关

根据我国卫生法律、法规的授权，卫生监督机关包括政府卫生行政部门、国境卫生检疫机关及其他一些卫生监督机构等。

（一）卫生行政部门

国家行政部门是国家权力的执行机关，是依法定授权和法定程序建立、对外独立行使国家行政权的组织。卫生行政部门作为各级政府的组成部分，是代表国家行使卫生行政权、管理社会公共卫生事务的部门权限机关。凡是行政部门，一般都享有一定的行政监督权，卫生行政部门也不例外。但根据我国法律建设的惯例，执行卫生监督职能的机关必须由卫生法律、法规专门授权。在现行的公共卫生领域内的法律和行政法规中，大多是授权卫生行政机关（部门）执法，即卫生行政部门作为卫生监督主体，卫生行政部门是卫生监督机关。各级卫生行政部门在开展卫生监督工作中，其职责范围一般都做出了明确规定。

但在实际的卫生监督过程中，卫生行政部门常常依照卫生法律、法规的规定委托其他一些机构以具体执行卫生监督的工作，也就是说，卫生行政部门并没有完全直接承担起卫生监督的日常工作。但是，这并不等于卫生行政部门就不是卫生监督机关，其主体资格依然。

（二）国境卫生检疫机关

国境卫生检疫机关是我国卫生监督体系的重要组成部分，它是最高卫生行政机关（卫生部）的直属卫生行政部门。

1. 中央卫生检疫机关

中央卫生检疫机关即卫生部卫生检疫总所，是经国务院批准的、为适应卫生部对全国口岸卫生检疫机构实行直接领导而设置的，在卫生部领导和统一管理下的中央一级的国境卫生检疫监督机关。

2. 国境口岸卫生检疫机关

它是代表国家在国境口岸行使检疫主权的卫生监督机关，是国务院指定的港口四个联合检查单位(边防检查站、海关、卫生检疫、港务监督)之一。

国境卫生检疫机关是中国政府较早设立的卫生监督机关之一，早在1873年，清政府即在边境设立国境卫生检疫所。经过一百多年的发展，其结构体系日趋完善，在传染病的检疫和卫生管理方面起着重要作用，有力地保护着我国公众免受外来烈性传染病的危害。

(三) 其他卫生监督机构

其他卫生监督机构是指其他有监督权的卫生事业单位和其他部门的卫生监督机构。卫生事业单位是在卫生行政部门领导下，由卫生法律、法规授权或卫生行政部门合法委托的卫生监督机构。除国境卫生俭疫机关外，还有卫生防疫站、药品监督机构、环境卫生监测机构等。此外，鉴于我国目前国情，一些部门(如铁道、交通等部门)在法律、法规授权下设有卫生机构，依法从事本系统的卫生监督工作，这些卫生监督机构也是构成我国卫生监督体系的组成部分之一。

(四) 卫生监督机关之间的关系

卫生监督机关之间的关系，一般可分为两大类型。

1. 横向关系

横向关系指无隶属关系的卫生监督机关之间的关系。两个机关不管是否处于同一等级，只要它们之间无隶属关系，均属横向关系。如北京市卫生局与山西省卫生厅;天津市卫生局与河北省石家庄市卫生局之间的关系等。

在横向关系中不存在领导和指导关系，而是公务协助关系。尽管我国尚未有统一的行政基本法或行政程序法明文规定行政机关之间的公务协助关系，但从法理上看这种关系及规则是始终存在并在实践中被普遍遵循和采用着的。这是因为一切卫生行政机关的任务、目的都是统一的，当一方在执行公务中需要另一方协助时，另一方没有拒绝的权利。这种公务协助关系构成公务委托关系的法律基础。

2. 纵向关系

纵向关系指以隶属关系为基础的卫生监督机关之间的关系，即上下级卫生监督机关之间的关系，又可分为领导关系和指导关系。

在领导关系中，作为领导机关对被领导的机关享有命令权、指挥权和监督权。卫生行政部门作为卫生监督机关，它既是同级别政府的职能部门，受其领导，同时它对作为卫生监督主体的所属卫生事业单位又有领导关系，中央政府的卫生行政部门(卫生部)又对国境卫生检疫机关有领导关系;卫生检疫系统内部存在自上而下的领导关系,这是国境卫生工作特殊性决定的。领导关系一般存在于同级政府的不同层次的机关之间,如省卫生厅和省防疫站之间。这种领导关系只是对被领导机关的命令、指挥和监督,但并不能取代后者直接实施行政行为。

就关系性质而言,上下级卫生监督机关是行政指导关系。这种指导关系是业务上的指导关系,作为指导的卫生监督机关对被指导的卫生监督机关有指导权,但没有命令权、指挥权。上级卫生监督机关对下级卫生监督机关及所属机构的各项工作有责任进行政策和业务上的指导、监督、检查和帮助。同样,这种指导关系也存在于政府卫生行政部门与其他部门的卫生行政机关之间。

3. 机关间纠纷及其处理

机关间纠纷指因执行公务而发生的各种行政争议。此行政争议的实质在于行政权限的争议,其基本类型有两种,一种是积极的权限争议,即都认为自己对某种事务有管辖权,从而发生职权冲突;另一种是消极的权限争议,即都认为自己对某种事务没有管辖权,从而出现管辖上的“真空”。

机关间纠纷属于内部行政争议,由机关自己解决,不由司法机关裁决。我国处理内部行政争议适用如下原则:

(1) 纵向关系中的争议

争议双方都应该向各自所属的上级报告,由双方上级处理,双方上级意见分歧时,被领导机关有权越级向上级行政机关报告,但在领导机关行为被依法撤销之前,必须服从领导机关的决定。

(2) 横向关系中的争议

争议双方各自向自己的领导机关报告,由领导机关裁决。

五、卫生监督人员

卫生监督人员是卫生监督机关的组成人员,是具体承担卫生监督工作任务的公民。卫生监督人员包括卫生监督员、助理卫生监督员和卫生检查员等工作人员,他们都是依据现行法律、行政法规、规章或其他规范性文件而任命的。卫生监督人员与卫生监督机关是内容与形式的关系,卫生监督机关依赖于卫生监督人员的存在而存在;卫生监督人员是卫生监督机关行为的载体,是卫生监督职能的具体承担者和履行者。

由于卫生监督的技术性很强,各专业卫生监督特别是卫生监督人员都有较严的就职或从业条件,一般需具备:① 卫生专业知识,通常要求是专门学校的毕业生;② 法律知识,通过专门培训;③ 较好的职业道德水准。当前卫生监督人员都没有本身的职称和级别，其职称套用卫生防疫人员的职称系列。

卫生监督人员的数量取决于卫生监督机关所管辖区域的大小、人口多少、管理相对人的多少和经济发展水平，前者与后者诸因素的综合水平成正比。其中管理相对人的多少和经济发展水平是最重要的因素，而这两者一般是一致的。管理相对人越多，卫生监督人员也应越多，管理相对人越多，则经济越发达。如沿海经济发达的省市卫生监督人员与人口的比例就比内地大，城市卫生监督人员与人口的比例就比农村大。

（一）卫生监督人员的组成

1. 卫生监督员

卫生监督员是卫生监督人员中从事现场卫生监督工作的主要工作人员。根据卫生部颁布的《卫生监督人员管理办法》中规定的各类卫生监督员包括食品卫生监督员、传染病管理监督员、药品监督员、公共场所卫生监督员、化妆品卫生监督员、放射防护监督员、学校卫生监督员等不同类别监督员。国家实行卫生监督员资格考试、在职培训、工作考核和任免制度。县级以上各级政府卫生行政部门依法对卫生监督员进行统一管理。各类卫生监督员由聘任机关发给全国统一的证件、证章。

2. 助理卫生监督员

助理卫生监督员即卫生监督员的助理，在身份上仅次于卫生监督员的卫生监督人员。为辅助卫生监督员执行监督职责，可依据法律、法规规定聘任助理卫生监督员。他们不完全具有独立执法的权力而处于参与执法的地位。助理卫生监督员的提名和任命机构一般也比卫生监督员低一层，但对其要求一般与卫生监督员相同或接近。

3. 卫生检查员

卫生检查员也是卫生监督的助理人员，一般设在县、区以下的乡（镇、街道），协助卫生监督机关进行卫生巡视，向卫生监督机关报告情况。卫生检查员的受聘也需依据卫生法律、法规的规定，但任职条件、要求等均较卫生监督员低。

（二）卫生监督人员的地位

前面讲过卫生监督人员与卫生监督机关之间是内容与形式的关系，卫生监督机关依卫生监督人员的存在而存在，卫生监督主体地位所享有的权利都要通过卫生监督人员去实施，这样卫生监督人员与卫生监督机关之间便形成了一种权利与义务的关系。此外，卫生监督人员在进行卫生监督工作时，必然与卫生监督管理相对人发生法律关系。

（三）执行公务的标志

卫生监督人员在执行公务时为了向外界表明自己的身份，使相对人易于识别而设置的一些标志，即执行公务的标志。这些标志包括：① 卫生监督员证。食品卫生监督员、公共场所卫生监督员、化妆品卫生监督员、放射防护卫生监督员、学校卫生监督员和传染病监督员等实行统一的卫生监督员证件。卫生监督员证由卫生部统一格式，由各相关卫生法律或行政法规规定的发证机关签发。② 服饰。卫生监督人员在执行公务时应当着体现职业特征的卫生监督服装，但目前食品卫生监督员等少数类别的监督员有统一服饰外，其他类别的监督员还缺少统一的服饰。③ 卫生监督徽章。用于卫生监督文书报表、与卫生监督有关的刊物以及卫生监督用的交通工具等方面。

执行公务标志的设置有利于卫生监督人员迅速向相对人表明身份，便于实施卫生监督行为；有利于区分卫生监督人员的行为是执行公务的行为还是非执行公务的行为，以确定行为的效力和责任归属；有利于卫生监督人员的执行公务行为受到广泛的监督。此外，执行公务的标志不仅是职业和身份的标志，更是国家法制的神圣与威严的显示，因此卫生监督人员在执行公务时必须着装整洁，佩戴标志，出示证件，从主观上强化法制观念，自觉地维护国家法律的圣洁和尊严。

（四）卫生监督机关法定代表人

1. 法定代表人的含义

依法代表卫生监督机关从事卫生监督活动和诉讼活动的个人就是卫生监督机关的法定代表人。“法定代表人”有三层含义：① 是人而不是机关；② 这个人是用来代表卫生监督机关的；③ 这种代表人是法定的，不由人们随意决定。

卫生监督机关的法定代表人是指：① 卫生监督机关的正职行政负责人，如卫生局局长；② 卫生监督机关没有正职行政负责人情况下，由主持工作的副职行政负责人作为法定代表人；③ 卫生监督机关没有正、副行政负责人的情况下，由主持工作的行政负责人担任法定代表人。

卫生监督机关的法定代表人与卫生监督人员既有联系又有区别：法定代表人是卫生监督人员，但卫生监管人员不全是法定代表人；法定代表人只能由一人承担，而卫生监督人员是多人；法定代表人能以机关名义参加诉讼活动，但一般卫生监督人员没有这种资格。

2. 法定代表人的法律意义

卫生监督机关法定代表人的法律意义在监督活动和诉讼活动两个方面。在卫生监督活动中，法定代表人对机关及其卫生监督人员的公务活动的后果负有全部责任。所以，除法定代表人授权外，卫生监督活动及所形成的文书都须经法定代表人批准和签字。在行政诉讼活动中，法定代表人代表卫生监督机关参加诉讼，其诉讼行为对他所代表的卫生监督机关直接发生法律效力。当然，法定代表人也可以委托代理人参加诉讼活动。

第三节　卫生监督的手段

卫生行政部门或由法律授权的卫生监督机构为确保公民享有宪法及国家法律赋予的健康权，有权利、有义务采取一定的措施和方法，发现和制止危害公众健康的各类隐患因素的发生，并依法对违法的相对人予以制裁。卫生行政部门或由法律授权的卫生监督机构贯彻卫生法律规范实施卫生监督过程中所采取的措施和方法就是卫生监督手段。主要包括：卫生法制宣传、卫生行政评价、卫生监督检查、卫生行政奖励、卫生行政即时控制、卫生行政处罚、卫生行政强制执行。

一、卫生法制宣传教育

（一）卫生法制宣传教育的概念及意义

卫生行政部门或由法律授权的卫生监督机构进行卫生监督，也是一个实施卫生法律规范的过程。其根本目的是保护人民的健康，维护公民、法人和其他组织的合法权益。为了防止侵犯公民健康权的违法行为的发生，应当以预防为主，对公民、法人或其他组织实施卫生法制宣传教育，使广大人民知法、守法。因此，卫生法制宣传教育，是把卫生法律规范的基本原则、内容向社会做广泛的传播，使人们能够得到充分的理解、认识和受到教育，从而自觉地遵守卫生法律规范的一种活动。卫生法制宣传教育已作为卫生行政部门或由法律授权的卫生监督机构共同采用的手段。

卫生法制宣传教育在实践中具有极其重要的意义：

(1) 针对卫生行政法律关系中的相对人而言，通过卫生法制宣传教育，让他们了解什么样的行为是合法的，是可以做的；什么样的行为是非法的，是必须禁止的，且要受到制裁的，使自己的行为符合卫生法律规范的卫生标准和要求，消除不健康因素，做到防患于未然，避免受到卫生行政部门或由法律授权的卫生监督机构的惩处。

(2) 针对广大人民群众而言，通过卫生法制宣传教育，让大家了解卫生法律规范保护公民健康权的范围、具体要求和有效措施等，提高卫生法律意识。辨别行为是否合法，运用法律手段配合卫生行政部门或由法律授权的卫生监督机构制裁违反卫生法律规范的相对人，从而保护自己的合法权益。

（3）对卫生行政部门或由法律授权的卫生监督机构来说，通过卫生法制宣传教育，使自身对卫生法律规范有了更进一步的理解，为更好地、合理、合法地实施卫生监督打下了良好基础；通过对相对人直接的卫生法制宣传教育，消除相对人对卫生法律规范的误解，为顺利执法扫除了障碍；通过卫生法制宣传，让卫生监督的内容、程序、时限都置于公众的监督之下，利于卫生行政部门或由法律授权的卫生监督机构提高行政效率，切实做到依法行政。

（二）卫生法制宣传教育的形式

卫生法制宣传教育根据所针对对象的不同，有广泛性的宣传教育和具体的宣传教育两种形式。广泛性宣传教育是通过电视、报纸、标语、图画等多种形式的宣传工具，经常性地针对所有的人进行卫生法制宣传，普及卫生法制知识，使人们受到教育。具体的宣传教育是指卫生行政部门或由法律授权的卫生监督机构在具体的监督活动中，通过纠正和处理相对人的违法行为，针对特定的公民、法人或者其他组织进行卫生法制宣传教育。

二、卫生行政许可

（一）卫生行政许可的概念、特征及意义

卫生行政许可作为卫生监督的重要手段，在我国已成为一项独立的法律制度，即许可证制度。卫生行政许可则是指卫生行政部门或由法律授权的卫生监督机构根据相对人的申请，依法对其经营的项目和卫生设施等进行审查，认为符合卫生标准和要求而赋予相对人从事卫生法律规范所一般禁止的事项的权利和资格的行为。许可是一种要式行为，是以书面形式做出的。这一书面形式又称广义的许可证，包括卫生许可证、健康证、批准证书、批准文号等多种许可形式。

卫生行政许可有如下特征：

（1）卫生行政许可是依申请的行为。只有相对人提出申请，卫生行政部门或由法律授权的卫生监督机构才审查，并决定是否须发许可证。如果相对人不提出从事法定的某种行为的申请，则卫生行政部门或由法律授权的卫生监督机构不得主动做出许可的行为。当然，申请并不意味着必定得到卫生行政部门或由法律授权的卫生监督机构的同意。

（2）卫生行政许可存在的前提是法律的一般禁止。许可是对禁止的解除，没有法律的一般禁止，便无卫生行政许可的存在余地。法律的一般禁止，在我国卫生法律规范中，表现为明确禁止和不明确禁止两种形式。

（3）卫生行政许可是赋予行政相对人某种权利和资格的行政行为。

许可证制度越来越广泛地适用于国家卫生管理的领域中，成为卫生监督的重要手段。其主要意义和作用在于：它是一项预防性卫生监督措施，是“预防为主”卫生工作方针的具体化，其可以是通过条件的审核，把可能危害人身健康等因素控制在生产、经营等各项活动开始之前。已取得许可证的，则必须遵守许可的范围和卫生法律规范规定的许可条件，若超越许可范围或违反许可条件，那么卫生行政部门或由法律授权的卫生监督机构就可以对其实施吊销卫生许可证的处罚，从而维护广大消费者的切身利益。实施许可制度的意义还在于它有利于国家对涉及卫生方面的经济领域进行宏观调控；有利于国家维护一定的经济秩序和社会秩序；有利于保护公民、法人和其他组织的合法权益。

（二）卫生行政许可的种类和形式

卫生行政许可根据卫生行政部门或由法律授权的卫生监督机构许可的具体内容而不同，可分为：药品的生产、经营，包括麻醉药品、精神药品等特殊管理药品生产、使用、供应的卫生行政许可；食品生产、经营的卫生行政许可；放射性同位素与射线装置生产、使用、销售的卫生行政许可；化妆品生产的卫生行政许可；公共场所经营的卫生行政许可等。

卫生行政许可的形式有卫生许可证、健康证、批准证书、批准文号等多种许可形式。

（三）批准卫生行政许可的条件

首先，要有相对人依照卫生法律规范的要求向有管辖权的卫生行政部门或由法律授权的卫生监督机构提交完整、合法的申请书及相关文件材料，该申请事项属于卫生法律规范准予许可的范围，即具备了形式的要件。同时，作为申请人必须确实具备所申请事项要求具备的行为能力条件，谓之实质上的要件。作为卫生行政许可，是在一定条件下解除禁止的行为，是有条件的“开绿灯”，相对人取得许可证后，便具有从事卫生法律规范许可范围内的活动的权利和资格，可以从事其他人不能从事的活动。因此，申请许可证必须符合法定的条件，即具有实施申请许可事项所必备的行为能力。

（四）卫生行政许可的效力

许可证作为卫生行政许可的重要表现形式，该法律文件一经卫生行政部门或由法律授权的卫生监督机构颁发，即获得法律效力，这一法律效力体现在：

1. 证明力

许可证的证明力是通过两个方面表现的：一方面，可证明持有者的权利能力，即证明许可证持有者具有从事卫生行政部门或由法律授权的卫生监督机构所赋予的某种活动的权利，它起到了证明文书的作用，而无须通过其他方式证明;另一方面,是国家对许可证持有者具有从事某种活动的行为能力认可的证明。

2. 确定力

这是指许可证一经卫生行政部门或由法律授权的卫生监督机构颁发,即具有任何人都不得随意变更的效力。对持有人来讲,许可证所确定的事项,未经卫生行政部门或由法律授权的卫生监督机构通过法定程序,不得更改。对卫生行政部门或由法律授权的卫生监督机构来说,如要撤销、变更或宣布许可证无效,也应依法定程序进行。

3. 拘束力

许可证是由卫生行政部门或由法律授权的卫生监督机构依法颁发的,因此,许可证中有关权利、义务的规定,对相对人具有拘束力。

(五) 卫生行政许可否决

卫生行政部门或由法律授权的卫生监督机构对相对人提交的卫生行政许可申请书、其他材料以及申请人申请事项所要求具备的行为能力进行审查后,认为不符合卫生法律规范所要求的许可条件,对该卫生行政许可申请不予批准,称卫生行政许可否决。

相对人对卫生行政部门或由法律授权的卫生监督机构的卫生行政许可否决,可依法向卫生复议机关申请复议和向人民法院提起行政诉讼。

三、卫生监督检查

(一) 卫生监督检查的概念

卫生监督检查是指卫生行政部门或由法律授权的卫生监督机构对公民、法人和其他组织遵守卫生法律规范和具体行政决定所进行的了解、调查,并依法处理的活动。

由上述可知,卫生法律、法规、规章颁布实施后和行政决定、命令生效后,卫生行政部门或由法律授权的卫生监督机构必须对遵守情况进行检查监督,否则就容易成一纸空文。因此,卫生行政部门或由法律授权的卫生监督机构应视具体情况采用不同方法、方式进行监督检查,对模范遵守者应予表彰、奖励,对不认真遵守者应督促其遵守,对违反者要依法处理。

卫生监督检查主要是对两种情况的监督检查:① 对相对人是否遵守卫生法律规范进行监督检查;② 对相对人是否履行卫生行政部门或由法律授权的卫生监督机构依法做出的卫生行政决定进行监督检查。

（二）卫生监督检查的分类

卫生监督检查可按不同标准进行不同的分类。

（1）根据被监督检查者是否特定相对人划分，可分为一般卫生监督检查与特定卫生监督检查。前者指卫生行政部门或由法律授权的卫生监督机构对卫生法律、法规、规章的遵守情况进行普遍的监督检查，后者指针对某特定相对人的遵守情况进行监督检查。

（2）根据监督检查内容的不同，可分为食品卫生的监督检查、劳动卫生的监督检查、放射卫生的监督检查、公共场所卫生的监督检查、传染病防治的监督检查、学校卫生的监督检查、化妆品卫生的监督检查等。

（三）卫生监督检查的方法

卫生监督检查的方式颇多，主要有：

1. 责令自查

这是指卫生行政部门或由法律授权的卫生监督机构责令相对人自己检查，将检查结果限期报告，卫生行政部门或由法律授权的卫生监督机构据以考察相对人是否诚实、认真，起到了督促作用。

2. 定期卫生监督检查和不定期卫生监督检查

定期卫生监督检查是指按照卫生监督工作计划和要求，在一定时期内，有规律地进行若干次监督检查。这种监督检查一般都有比较规律的时间间隔，有比较固定的检查内容以及模式化的检查方式。这种方法是必要的，但相对人往往会有应付检查的对策。所以，还需进行事先不告知的不定期卫生监督检查，即没有固定时间间隔的卫生监督检查。因为不定期卫生监督检查没有规律性，使相对人无法有准备地应付检查，更有利于发现问题，以便纠正违法行为。

3. 全面卫生监督检查与重点卫生监督检查

全面卫生监督检查是指对全部管理相对人进行卫生法律规范要求的全部内容的监督检查。即对所有相对人都无一例外地进行检查，也对所有的卫生法律规范的遵守情况进行检查。全面卫生监督检查就一定区域范围来说是可以采用的，但就全国、全省范围来说实施起来是比较困难的。所以，大范围的全面卫生监督检查是不常采用的。在卫生监督检查中还应实施重点卫生监督检查，即指针对部分相对人或卫生法律规范的部分要求，或针对部分相对人对法律规范的部分要求进行的卫生监督检查。

上述几种方法，应根据具体情况选择使用。卫生行政部门或由法律授权的卫生监督机构应当通过各种检查方式从全局上实现全面落实卫生法律规范各项要求的目的。

四、卫生行政奖励

（一）卫生行政奖励的概念

卫生行政奖励是指卫生行政部门或由法律授权的卫生监督机构依法对自觉遵守卫生法律规范、工作成绩显著、为国家做出重要贡献的卫生行政法律关系中的相对人给予精神或物质鼓励行为，它是完成卫生监督的一项重要手段。

卫生行政奖励具有如下特征：

(1) 卫生行政奖励是由卫生行政部门或由法律授权的卫生监督机构根据卫生行政法律规范授予或颁发的。其他国家机关或主管部门授予或颁发的奖励不属于卫生行政奖励。

(2) 卫生行政奖励的目的在于表彰先进，激励和推动后进，调动和激发相对人搞好卫生工作的积极性和创造性。

(3) 卫生行政奖励的对象是对搞好卫生工作做出贡献或模范遵守卫生行政法律规范的相对人。对于一般的能够执行遵守卫生行政法律规范的，不必给予奖励，因为这是公民或组织应尽的义务。因此，也说明卫生行政奖励是赋予符合条件的相对人的权利，并非卫生行政部门或由法律授权的卫生监督机构的一种“恩赐”。

(4) 卫生行政奖励的内容包括物质的和精神的奖励合并进行。

（二）卫生行政奖励的原则

为了充分发挥卫生行政奖励的作用，在实施奖励行为时，需要对一定的原则进行遵循。

1. 精神奖励与物质奖励相结合

精神与物质不仅是哲学上的一对基本范畴，同时也是人们生存的基本需要。精神和物质相互依存、相互促进，又成为推动社会发展的重要动因，社会文明的程度取决于精神文明和物质文明发展和协调的程度。无论在宏观领域还是微观领域，都具有密不可分的关系。因此，在卫生行政奖励中，也必须坚持精神鼓励和物质鼓励相结合的原则。

2. 民主公正原则

卫生行政奖励应坚持“民主公正”原则，奖励条件应当公布，奖励哪些单位、组织或个人，应当充分听取群众意见，增加卫生行政奖励的民主性和透明度。奖励必须公正合理，严格依条件评定，既不能无功受奖，也不能有功不奖；既不能论资排辈，也不能搞平均主义。

3. 功奖适应原则

"论功行奖、功奖相适应"也是卫生行政奖励必须坚持的原则。根据卫生法律、法规的规定,行政奖励分为若干种类和等级。成绩和贡献的大小不同,奖励的方式和等级也不一样。只有让每一个受奖单位和个人都能得到与他们所付出的劳动、取得的成绩、做出的贡献相适应的奖励,使其工作得到恰当的肯定和评价,才能使卫生行政奖励起到鼓励先进、鞭策后进,激发更多、更广泛相对人的积极性。

(三)卫生行政奖励的种类

由于卫生行政法律规范表现形式多样、数量大,因此实施卫生行政奖励的对象、内容不同,其奖励的条件方式也就不尽相同。对此,卫生行政奖励应在贯彻奖励原则的前提下根据卫生法律规范规定的具体条件下合法、合理地实施。其种类大致如下:

(1)物质奖励:即发给相对人有形的物质,如颁发奖金、奖品等。

(2)精神奖励:指以一定形式给予相对人某种荣誉,如表扬、记功、授予荣誉称号、颁发奖章、通令嘉奖等。

这些奖励形式既可单独运用,也可以同时并用。

五、卫生行政即时控制

(一)卫生行政即时控制的概念及特点

卫生行政即时控制是指卫生行政部门或由法律授权的卫生监督机构为预防或制止危害公共健康的行为或事件的发生或扩大维持卫生监督的正常秩序,依法采取的强制限制相对人的人身或财产流通的各种措施。

在现实生活中,某些急性传染病患者、艾滋病毒携带者等就生活在我们周围,为预防这些疾病传染其他人,卫生行政部门或由法律授权的卫生监督机构应当依据《传染病防治法》《艾滋病监测管理的若干规定》等的规定,采取即时控制措施,实施隔离治疗以及其他必要的预防控制措施。作为卫生行政部门或由法律授权的卫生监督机构,采取即时控制的另一目的是调查相对人是否有违反卫生法律规范的行为。因此,卫生行政即时控制有以下几个特征:

1. 强制性

即时控制是以国家强制力为依托,对相对人的人身权利或财产权利强行加以限制的手段,具有明显的强制性,相对人必须服从。

2. 预防性或制止性

即时控制是为了预防可能发生的违法行为,或制止危害健康的行为或事件的扩大，并非对违法相对人的惩罚。因此，它不是行政制裁行为，而是具有预防性或制止性的行政措施。

3. 暂时性

即时控制是通过对正在实施或可能实施违反卫生行政法律规范的相对人，或可能带来健康危害的相对人的人身权或财产权予以限制，将其暂时控制在一定状态，以便根据具体情况和法律规定进一步做出卫生行政处理决定，它不是对相对人权利、义务的最终处分，而是在紧急情况下所采取的暂时性手段。

（二）卫生行政即时控制的实施要件

1. 必须有法律依据

卫生行政即时控制是由卫生行政部门或由法律授权的卫生监督机构不进行任何预告而突然采取的强制措施，对相对人的人身、财产具有较大的制约作用，很容易导致相对人的合法权益受到损害。因此，实施即时控制必须要有明确的法律根据。

2. 合法实施卫生行政即时控制

合法实施即要求即时控制的主体、内容、程序、形式都严格按照卫生行政法律规范的规定，做到主体合格、内容合法、程序法定、形式完备。但在某些特殊的紧急情况下，来不及严格按照法律规定的程序实施即时控制时，事后应及时补办手续。

3. 准确适用卫生行政即时控制

准确适用卫生行政即时控制指卫生行政即时控制的人、财物、行为必须准确，证据确凿。如果卫生行政即时控制目标的不准确导致不该实施即时控制的财物或人身被强制，造成合法权益损害的，卫生行政部门或由法律授权的卫生监督机构应予以行政赔偿。控制目标的不准确，在实际卫生监督工作中时常发生，如对乙类传染病中的病毒性肝炎予以隔离治疗，即是在认定隔离行为人上的不准确。

4. 合理采取卫生行政即时控制

对于即时控制的法律规定，大多是以含糊的、不明确的概念予以规定，笼统地承认了卫生行政即时控制的权限。因此，其要件的认定及即时控制的程度、形式及方法等的选择，一般可由卫生行政部门或由法律授权的卫生监督机构裁量，这就要求卫生行政部门或由法律授权的卫生监督机构实施即时控制时做到合理、适度。

（三）卫生行政即时控制的种类

根据卫生行政即时控制目的的不同，可分为预防性即时控制和制止性即时控制。预防性即时控制是在危害事件发生之前采取的即时控制，且措施的直接目的是预防危害事件的发生。制止性即时控制是在危害事件发生而没有结束之前采取的即时控制，且措施的直接目的是制止危害事件的继续。

卫生行政即时控制还可按控制对象的不同，分为对人的即时控制（如强制隔离、强制治疗等）及对财物的即时控制（如封存、销毁等）。

六、卫生行政处罚

（一）卫生行政处罚的概念和特征

卫生行政处罚是指卫生行政部门或由法律授权的卫生监督机构为维护公民健康，保护公民、法人或其他组织的合法权益，依法对相对人违反卫生行政法律规范且尚未构成犯罪的行为给予的惩戒或制裁。它是卫生监督的重要手段。

卫生行政处罚的特征是：

（1）卫生行政处罚的主体只能是卫生行政部门或由法律授权的卫生监督机构。

（2）卫生行政处罚的对象是违反卫生行政法律规范且尚未构成犯罪的相对人。

（3）卫生行政处罚的目的是行政惩戒或制裁。卫生行政处罚是针对卫生行政法律的相对人不履行法定义务或不正当行使权利所实施的惩戒措施，其目的不是促使义务人履行义务。

（二）卫生行政处罚的原则

在实施卫生行政处罚时必须遵循以下原则：

1. 处罚法定原则

处罚法定原则是指实施处罚必须依照卫生法律、法规、规章的明文规定，具体要求：① 处罚主体及其职权的法定性。凡是违反卫生行政法律规范的行为，一律由卫生行政部门或由法律授权的卫生监督机构实施卫生行政处罚，其他机关无权实施。再者，卫生行政部门或由法律授权的卫生监督机构内部的处罚职权也是法定的。不同的卫生行政处罚内不同的卫生行政部门或由法律授权的卫生监督机构实施。② 被处罚行为的法定性。凡是卫生法律、法规、规章未规定给予卫生行政处罚的行为，均不受卫生行政处罚。这就要求被处罚行为必定是在实施前就已经通过卫生法律、法规、规章确认是违法行为，并应当施以卫生行政处罚。否则，不受卫生行政处罚。③ 处罚的种类、内容和程序的法定性。对于卫生行政法律规范规定应予处罚的行为，不仅必须予以处罚，而必须予以法定的种类和内容的处罚。实施卫生行政处罚，不仅要求实体合法，还必须程序合法。程序合法是实体合法的保障。没有法定根据或者不遵守法定程序的卫生行政处罚无效。

2. 处罚的公正、公开原则

实施卫生行政处罚不仅要合法，还要合理、公正，要做到公正，首先要做到公开。

(1) 处罚的公开

要求对违法行为给予卫生行政处罚的规定必须公布，未经公布的不得作为卫生行政处罚的依据；执法人员身份公开为被处罚人申请公务回避提供可能。只有实施处罚公开，才能形成社会舆论监督，确保卫生行政部门或由法律授权的卫生监督机构依法施罚。

(2) 处罚的公正

要求卫生行政部门或由法律授权的卫生监督机构行使卫生行政处罚的自由裁判权时做到合理、适当、公平，没有偏私。

3. 处罚与教育相结合原则

处罚与教育相结合是指实施卫生行政处罚必须责令当事人纠正违法行为，并教育当事人今后不再犯。同时，通过处罚纠正违法行为，进行宣传，教育其他公民、法人和其他组织自觉守法。

4. 做出罚款决定的机构与收缴罚款的机构相分离的原则

除法定情形之外，做出罚款决定的卫生行政部门或由法律授权的卫生监督机构及其执法人员不得自行收缴罚款。卫生行政部门或由法律授权的卫生监督机构应要求当事人在收到卫生行政处罚决定书之日起 15 日内，到指定的银行缴纳罚款，其目的是防止卫生行政部门或由法律授权的卫生监督机构滥用职权，保护相对人的合法权益。

5. 一事不再罚的原则

这是指卫生行政部门或由法律授权的卫生监督机构不能对已受处罚的行为依据同一卫生行政法律规范再实施处罚；对同一应受处罚的行为不能由几个卫生行政部门或由法律授权的卫生监督机构分别依据同一卫生行政法律规范多次处罚；对不仅违反了卫生行政法律规范，而且还违反了其他行政法律规范应受处罚的行为，如果另外的行政机关根据相关的法律规范已对相对人实施了处罚，卫生行政部门或由法律授权的卫生监督机构根据卫生行政法律规范实施处罚时，不得再施以罚款的行政处罚。

（三）卫生行政处罚的管辖

卫生行政处罚的管辖是指卫生行政部门或由法律授权的卫生监督机构在受

理、处罚相对人违反法律规范行为时的分工和权限。

它具体解决某一违反卫生法律规范的行为应属于哪一级、哪一个区域的卫生行政部门或由法律授权的卫生监督机构处罚。

(四) 卫生行政处罚的适用条件

卫生行政处罚的适用是指卫生行政部门或由法律授权的卫生监督机构在认定行为人卫生行政违法行为的基础上,依法决定对行为人是否给予卫生行政处罚和如何予以卫生行政处罚的活动。适用卫生行政处罚,必须符合下列条件:

1. 必须以卫生行政违法行为的实际存在为前提

包括行为人必须是违反了卫生行政法律规范的规定,如果只有想做而实际上没有做某种违法行为,则不构成违法;这一行为必定是在不同程度上侵犯了卫生法律规范保护的社会关系;行为人出于故意或过失。这些条件都需要卫生行政部门或由法律授权的卫生监督机构调查取证予以认定。

2. 必须以《行政处罚法》和相应的卫生法律规范为依据

被处罚的行为确定属于卫生法律规范规定应予处罚的行为,处罚的形式和适用的范围都是卫生法律规范明确设定的,适用处罚的程序符合《行政处罚法》和卫生法律规范的要求。

3. 必须由享有该项卫生行政处罚权的卫生行政部门或由法律授权的卫生监督机构实施

根据卫生法律规范的要求,不同的处罚形式由卫生行政部门或由法律授权的卫生监督机构内部不同的主体实施,各卫生行政部门或由法律授权的卫生监督机构实施处罚时不能越权。

4. 所适用的对象必须是违反卫生行政法律规范并已达到法定责任年龄和有责任能力的公民、法人或者其他组织

根据《行政处罚法》的规定,公民只有达到法定责任年龄和有责任能力,才能成为违法主体,才受行政处罚。

5. 适用卫生行政处罚必须遵守时效的规定

根据《行政处罚法》的规定,一般情况下,违法行为必须是在违法行为发生之日起 2 年内被发现的才予处罚,违法行为有连续或者继续状态的,从违法行为终了之日起计算。如果单行卫生法律规范另有规定的除外。

(五) 卫生行政处罚的种类和形式

1. 卫生行政处罚的种类

根据卫生行政处罚的内容对相对人所产生的影响,可以将其划分为以下几类:

(1) 申诫罚

申诫罚是影响相对人声誉或名誉的卫生行政处罚。即卫生行政部门或由法律授权的卫生监督机构以一定的方式对违反卫生法律规范的相对人在声誉上或名誉上惩戒,如警告。虽然,任何处罚对相对人的声誉都要产生一定的影响,但是只有申诫罚是单纯以影响声誉为目的,以申明其违法行为,使其以后不再违法,如不纠正就转调更严厉的处罚形式。

(2) 财产罚

财产罚是影响相对人财产权利的处罚。即强制违反卫生行政法律规范的相对人缴纳一定数额的货币或剥夺其一定的财产权利,如罚款、没收违法所得等。这是应用最广泛的一类以经济手段进行的处罚。

(3) 行为罚

也称能力罚,它是影响相对人卫生行政法上的权利能力和行为能力的处罚。即卫生行政部门或由法律授权的卫生监督机构限制或剥夺相对人卫生行政权利能力和行为能力的处罚,如责令停产停业、吊销卫生许可证等。

2. 卫生行政处罚的形式

根据《行政处罚法》和相关卫生法律规范规定,卫生行政处罚的形式有:

(1) 警告

警告是指对于有轻微违法行为并未构成实际危害后果的违反卫生法律规范的行为予以的谴责和惩戒。具有纠正违法行为和有效预防危害结果发生的作用,是适用普遍的一种较轻的处罚形式。《食品卫生法》《药品管理法》《公共场所卫生管理条例》等卫生法规中,均设有这种处罚形式。警告要用书面形式,不同于一般的口头批评教育。

(2) 罚款

罚款指卫生行政部门或由法律授权的卫生监督机构强制违反卫生法律规范、不履行法定义务的相对人缴纳一定数额货币的一种处罚形式。由于罚款不影响被处罚人的人身自由,同时又能通过经济上的制裁对其违法行为起到惩戒作用。因此,正是目前卫生行政处罚中应用最为广泛的一种处罚形式。罚款数额通常由各单行卫生法规根据违法行为的性质规定一个限制幅度。

(3) 没收违法所得、没收非法财物

非法财物包括违禁物品和违法行为工具。违禁物品是指卫生法律规范禁止生产、储存、加工运输、销售的物品,如生产卫生法律规范禁止生产经营的食品、食品添加剂等。违法行为工具是指用于生产、储存、加工、运输、销售违禁物品的工具,如生产腐败变质、有毒食品的器具。违法所得是指以违法行为和手段所获得的财产,如用非食品原料加工成食品销售后的所得收入,假药、劣药销售后的所得收入。

(4) 责令停产停业

责令停产停业是指卫生行政部门或由法律授权的卫生监督机构根据卫生法律、法规，在自身法定职权范围内，对有行政违法行为的企业责令其停止生产、停业经营。这种处罚形式运用的目的是通过一定期限内暂时剥夺违法行为的生产经营权，而促使相对人改善卫生状况或改进生产、经营方式，以消除可能引起的对人体健康的危害。等其能够履行法定义务后，一般可以恢复生产经营。

(5) 吊销许可证

这是对持有卫生行政部门或由法律授权的卫生监督机构发放的许可证的个人或组织违反卫生行政法律、法规的行为所实施的最严厉的处罚。目的是剥夺违反卫生法律规范的相对人已合法取得的某种特许的权利。

上述处罚形式可单独使用，也可合并使用。

七、卫生行政强制执行

卫生行政部门或由法律授权的卫生监督机构在卫生监督过程中，针对相对人违反卫生法律、法规的行为做出处理决定，为相对人设定一定的卫生行政义务。作为相对人应当自觉履行这些法定义务，但也有不少相对人拒绝履行自己负担的义务，这与法律是相违背的。因此，卫生行政部门或由法律授权的卫生监督机构需要一定的强制手段强迫相对人履行这些法定义务，保证这些卫生行政处理决定的顺利实现。它同样是卫生监督必不可少的重要手段之一。

(一) 卫生行政强制执行的概念

行政强制执行是指在行政法律关系中，作为义务主体的相对人不履行其应履行的义务时，行政机关或人民法院依法采取行政强制措施，迫使其履行义务或者由他人代为履行达到同样目的的行为。根据我国现行法律、法规的规定，目前享有强制执行权、能够依法强制执行的行政机关主要有公安、工商、外贸、海关、税务等行政机关。卫生行政部门或由法律授权的卫生监督机构尚没有强制执行权，只能通过申请法院强制执行。因此，卫生行政强制执行，是相对人逾期拒不履行卫生行政管理方面的法定义务，由卫生行政部门或由法律授权的卫生监督机构申请人民法院强制其履行义务的行为。卫生行政部门或由法律授权的卫生监督机构必须以生效的法律文书为依据，就强制执行的事项，申请其所在地的基层法院强制执行。

(二) 卫生行政强制执行的特点

卫生行政强制以相对人不履行卫生行政管理方面的法定义务为前提。卫生行政强制执行对于卫生行政部门或由法律授权的卫生监督机构来说，是一种执法手段。只有当相对人不履行义务时，卫生行政部门或由法律授权的卫生监督机构为了使卫生监督活动正常进行，不得已而采取的一种强迫相对人履行义务的手段。如果没有相对人不履行法定义务这一事实存在，卫生行政强制执行就不可能发生。

（三）卫生行政管理方面的法定义务

(1) 卫生行政部门或由法律授权的卫生监督机构做出的行政决定中所规定的义务。

(2) 人民法院行政判决，裁定中由相对人应当履行的义务。

还需强调的是：① 相对人不履行义务，不是由于无法履行，而是主观上故意不履行，卫生行政部门或由法律授权的卫生监督机构才能申请强制执行。② 卫生行政强制执行中，申请人是卫生行政部门或由法律授权的卫生监督机构。③ 被申请人只能是没有履行义务的相对人，不能对该相对人以外的其他任何人实施。况且，卫生行政强制执行是最严厉的卫生行政措施，更要合理、合法地实施，并保证被执行人维持最低限度的生活。

（四）卫生行政强制执行的内容

卫生法律规范对行政强制执行的内容规定还不统一，甚至有的卫生法律规范中还没有规定可以申请强制执行。我们认为，卫生行政部门或由法律授权的卫生监督机构申请强制执行的内容不外乎涉及财产权的强制执行以及涉及人身权的强制执行。卫生法律规范中大多规定对罚款决定可以申请强制执行。因此，卫生行政强制执行中具有财产内容的一般是罚款决定。

（五）卫生行政强制执行的形式

人民法院根据卫生行政部门或由法律授权的卫生监督机构的申请，实施强制执行的形式通常有以下几种：

1. 滞纳金

它是指有缴纳金钱义务的相对人不按时缴纳应缴款项时，每日按应缴数额的3%处以罚款，迫使相对人尽快履行金钱缴纳义务。相对人履行缴纳义务的时间越晚，所交滞纳金越多。

2. 强行扣缴

相对人不肯履行缴纳金钱的义务，法院则可以从相对人的另一笔款项中扣除并代为缴纳。

3. 强行划拨

相对人不履行缴纳金钱的义务，法院通知银行从义务人的存款中强行划拨相当数额的金钱。强行扣缴和强行划拨无本质上的区别，只是形式上不同。强行划拨是指在银行账目上的变动，强行扣缴则指扣住货币或取出货币。

4. 强制销毁

如根据《食品卫生法》规定，对相对人出售腐败变质食品的，可以实行强制销毁。

5. 强制履行

强制履行指相对人不履行卫生行政义务决定时，则强制其履行的执行方法。

第四节　卫生监督的责任与程序

一、卫生监督的责任

在现代社会中，卫生监督责任已经成为国家民主与法制建设的重要标志。

（一）卫生监督责任概述

1. 卫生监督责任的概念和特征

卫生监督责任是指卫生行政部门及其卫生监督人员应承担的违法后果或应负的卫生行政法律责任。

在卫生监督法律关系中，作为双方当事人的公民、法人或其他组织和卫生行政部门及卫生监督人员，都有可能因违反卫生法律、法规而承担卫生行政法律责任。但这里所说的卫生行政法律责任，主要是指国家卫生行政部门及其卫生监督人员的责任。也就是说，当国家卫生行政主体在行使国家卫生监督权力的过程中，因行政违法或行政不当所引起的直接法律后果，就要承担相应的卫生行政法律责任；如果因为卫生行政主体的侵权行为使相对人受到损失，就应依法给予赔偿。这是我国社会主义法制原则的体现。

卫生监督责任具有以下特征：

第一，卫生监督责任是卫生监督主体的责任。主要包括国家卫生行政部门和卫生监督人员的责任。

第二，卫生监督责任是一种法律责任。它是由卫生行政法律、法规单方设定的，并与违宪责任、民事责任、刑事责任并列的一种法律责任。

第三，卫生监督责任以实施违反卫生行政法律规范为前提，是行政违法或行政不当所引起的法律后果。它基于卫生监督法律关系而发生，由卫生行政法律、法规所设定，并发生在卫生监督法律关系之中。由于卫生行政主体的行为尚未超出卫生行政法律规范规定的违法限度，因而适用于行政法律、法规规定追究的法律责任。

第四，卫生监督责任是一种独立责任。它既不能代替其他法律责任，也不能被其他法律责任所取代。卫生监督责任作为一种法律责任，也不能与纪律责任互相替代。

2．确立卫生监督责任的意义

（1）保证卫生监督为人民服务的目标

人民需要卫生行政部门，人民授权卫生行政部门行使卫生监督权力，最终目的就是要通过卫生监督，为经济和社会发展服务，为人民的健康服务，为提高人民的物质和文化生活水平服务。卫生行政部门依法行政，正确行使权利、履行义务，明确违法行政应承担的法律责任，就将保证卫生行政管理为人民服务的目标，使卫生监督不致偏离轨道。

（2）保证依法行使卫生监督职权

卫生行政部门及卫生监督人员在卫生监督活动中，只能行使法律授予与其职能相一致的权力，即称为职权。职权与公民个人的权利不同，只有法律授予的权力，卫生行政部门才能行使，法无明文规定不得为，否则就是越权。当然，法律禁止的行为，卫生行政部门就更不能做。对卫生行政部门及卫生监督人员在卫生监督活动中是否依法行政进行监督，并进行责任追究，实施卫生监督责任制度，就能促进卫生行政部门的廉政建设，提高卫生监督人员廉洁奉公、遵纪守法的自觉性，保证依法行使卫生监督职权，使卫生法律规范在实践中得以正确贯彻实施。

（3）保证提高行政效率

当前卫生行政部门在一定程度上还存在官僚主义现象，这对民主政治和依法行政的危害极大。确立卫生监督责任制度，建立一种经常纠正错误的机制，切实保障公民、法人或其他组织的合法权益和国家利益，是克服官僚主义、提高行政效率的一个重要措施。它有利于调动卫生监督人员的积极性，有利于约束卫生监督人员的行为，保证卫生监督符合国家和人民的要求，避免不公、错误和违法，减少矛盾和纠纷。同时，按法律规定的程序办事，遵守法定的操作规则，从而大大提高卫生行政部门的工作效率。

（二）卫生监督责任的承担方式

1．卫生监督责任承担方式的概念和分类

卫生监督责任的承担方式是指卫生行政部门及卫生监督人员在违反卫生法律规范规定义务的情况下，依法承担的法律后果的具体形式。卫生监督责任的承担方式，依据不同的标准可以划分为不同的种类。

从实施卫生行政违法的主体来划分，可以分为卫生行政部门监督责任的承担方式和卫生监督人员监督责任的承担方式。

从卫生监督责任的内容来划分，可以分为惩罚性责任和补救性责任。

应当指出的是，在追究卫生监督责任时，在行政主体和行为人之间，常可能发生行政连带责任和行政赔偿问题。在卫生监督执法活动中，一种是卫生行政主体与行为人之间的连带责任。当卫生监督人员以卫生行政部门的名义进行卫生监督活动时，其违法行政行为所引起的法律责任应当首先由他所属的卫生行政部门承担。然后该卫生行政部门可依职权对违法行政行为责任人行使追偿权，如行政赔偿的费用，并可视行为人的具体情节依法给予行政处分。另一种是行政首长和行政成员之间的连带责任，这是把行政成员的过错认定为行政首长的过错。因为一般来说，行政首长对行政成员负有领导和监督责任，或者行政违法行为造成的损害后果与行政首长的失职或指挥不当有关，所以行政首长对行政成员应负连带责任。

2. 卫生行政部门卫生监督责任的承担方式

(1) 通报批评

这是卫生行政部门承担的一种惩罚性的卫生监督责任。它是上级卫生行政部门或行政监察机关，通过文件、报刊、会议等形式对下级卫生行政部门实施的卫生行政违法行为的事实、造成的影响和处理结果予以公布告知的惩戒方式。

(2) 承认错误、赔礼道歉

这是卫生行政部门承担的一种最轻微的补救性卫生监督责任。一般是由卫生行政部门的领导或直接责任人出面，向相对人赔礼道歉，承认错误，可以采用书面方式，也可以采用口头方式。

(3) 恢复名誉、消除影响

这是卫生行政部门承担的一种精神性的补救性责任。当卫生行政部门的卫生监督行为违法或不当损害相对人的名誉，造成不良影响时，通过在大会上公布正确的决定、在报刊上更正处理决定、向有关单位寄送更正处理决定等方式，为相对人恢复名誉。至于选择何种方式，则取决于相对人名誉损害的程度和不良影响的范围。

(4) 履行职务

这是卫生行政部门不履行或者拖延履行职务而承担的一种卫生监督责任。对于卫生行政部门的失职行为，可以由相对人提出申请，也可以由人民法院或上级机关决定其履行职务。

(5) 撤销违法

这是卫生行政部门发现在做出卫生监督具体行政行为时具有违法事由而承

担的责任。

(6) 纠正不当

这是卫生行政部门做出违法行政行为后,经有关机关审查直接变更原有卫生监督行为内容,而卫生行政部门必须接受和承担的一种卫生监督责任。

(7) 修正违法

这是卫生行政部门做出的卫生行政违法行为具有持续性时承担的立即停止执行原行政行为的一种卫生监督责任。

(8) 返还权益

这是卫生行政部门在卫生行政违法行为产生了剥夺相对人对财产的占有权及其他利益后,承担的一种财产上的补救性卫生监督责任。

(9) 恢复原状

这是卫生行政部门因卫生行政违法行为损坏相对人的财产,所承担的将损坏的财产恢复到原来状态的一种卫生监督责任。最常见的是将损坏的物品修复,恢复原状要有可能性和必要性。所谓可能性,是指被损坏的财产可以修复;所谓必要性,是指将物品修复从经济上看有更大的效益。如果被损坏的财产没有可能恢复原状或没有必要恢复原状则不适用该责任方式。

(10) 行政赔偿

这是卫生行政部门的卫生行政违法行为损害了相对人的合法权益,用其他卫生监督责任方式无法弥补时而承担的一种卫生监督责任。

3. 卫生监督人员卫生监督责任的承担方式

(1) 通报批评

这是由有关机关对卫生行政违法行为情节轻微的卫生监督人员给予的一种精神上的惩戒性处罚方式,如文件通报、会议批评等。

(2) 承认错误、赔礼补救

这是由卫生行政部门责令做出卫生行政违法行为的卫生监督人员向相对人承认错误,表示歉意的一种卫生监督责任方式。

(3) 赔偿损失

这是卫生监督人员因故意或重大过失的卫生行政违法行为侵犯相对人的合法权益并造成损伤,所属卫生行政部门已对相对人履行了赔偿责任之后,而应承担的部分或全部赔偿责任。

(4) 行政处分

这是卫生行政部门依法从属于他的有卫生行政违法行为的卫生监督人员的处分。行政处分的方式有警告、记过、记大过、降级、降职、撤职、开除留用察看、开除等。

（三）卫生行政法制监督

1. 卫生行政法制监督的概念和特征

卫生行政法制监督是指具有法定监督权的主体依照法律规定，对卫生行政部门及卫生监督人员行使职权的行为进行监察、督促、检查、纠正的制度。其核心是审查卫生行政部门和卫生监督人员是否严格依法行使职权。

卫生行政法制监督有以下基本特征：

(1) 它是一种判断和控制的行为。监督就是根据一定的行为标志来判断行政行为是否出现偏差，并通过一定的措施和办法纠正这些偏差，使之回到正常的运行轨道上来。

(2) 监督的对象是特定的。即监督对象是卫生行政机关的行政行为和卫生监督人员的职务行为。

(3) 它必须是法定的具有监督权限的主体依照法律规定所实施的行为。

2. 卫生行政法制监督体系

卫生行政法制监督体系是指不同的监督主体在监督方面任务和权限的划分以及相应的机构设置和法律制度的体系。

在我国众多的监督主体中，因其性质的不同，大致可分为两种：一种是其监督行为能直接发生法律效力的，这主要是各种国家机构依法实施的监督；另一种是不能直接产生法律效力的监督，而且这种监督必须通过相应的有监督权的国家机构才能对卫生行政部门的活动产生法律上的影响。

（四）卫生行政赔偿责任

1. 卫生行政赔偿责任的概念和特点

卫生行政赔偿责任是指卫生行政部门和卫生监督人员违法行使职权侵犯公民、法人和其他组织的合法权益造成损害，由卫生行政部门依法予以赔偿的制度。

建立卫生行政赔偿制度，是依法治国的必然要求。首先，有利于保障公民、法人和其他组织享有依法取得国家赔偿的权利。这种权利能否得到切实的保护，是衡量一个国家民主政治和法制健全的标志。我国是社会主义国家，人民是国家的主人，为人民服务是国家的宗旨。卫生行政部门及卫生监督人员依据法律对社会卫生进行管理，其最终目的也是为了全体人民的利益。卫生行政部门及卫生监督人员违法行使职权，侵犯公民、法人和其他组织的合法权益，卫生行政部门有责任予以纠正，对造成的损害有责任予以赔偿。其次，有利于监督和促进卫生行政部门及其工作人员依法行使职权。

卫生行政赔偿责任具有以下特点：

第一,卫生行政赔偿责任是对卫生行政部门及卫生监督人员的卫生行政违法行为的一种法律制裁。通过卫生行政赔偿,既可以保护相对人的合法权益、消除卫生行政这法行为造成的不良后果,又可以促使卫生行政部门及卫生监督人员依法行政。

第二,卫生行政赔偿责任是卫生行政部门及卫生监督人员在执行职务过程中,由于过错或不当行政侵害相对人的合法权益所引起的。

第三,根据我国《行政诉讼法》规定,卫生行政赔偿可以适用调解。

第四,卫生行政赔偿责任由卫生行政部门承担。但是,卫生行政部门履行赔偿义务后,可行使追偿权,即应当责令有故意或者重大过失的卫生监督人员承担部分或者全部赔偿费用,以督促其严格依法办事。

第五,卫生行政赔偿责任主要是一种财产责任,即以支付赔偿为主要方式。

2. 卫生行政赔偿的构成要件

(1) 侵权主体必须是卫生行政部门及卫生监督人员

这是构成卫生行政赔偿最基本的要件之一,包括国家卫生行政部门和经法律、法规授予卫生行政权或者是受到卫生行政部门委托行使卫生行政职权的组织或个人。一切非国家卫生行政部门如企业、事业单位、社会团体及其工作人员所做出的侵权行为,都不可能构成卫生行政赔偿。

(2) 职权主体所做的行为必须是违法行使职权的行为

只有卫生行政部门及卫生监督人员违法行使职权的行为,才能产生出行政赔偿的问题。

(3) 必须有损害结果的实际发生

损害结果是指卫生行政部门及卫生监督人员的具体行政行为侵犯公民、法人或者其他组织的合法权益,造成了实际存在的损失。作为行政侵权赔偿的条件之一,就是对实际发生的损害结果给予赔偿,如果没有损害结果,也就无须赔偿。

(4) 侵权行为必须与损害结果有直接的因果关系

损害结果必须是卫生行政部门及卫生监督人员违法行使职权的行为所造成的,两者有因果关系。没有因果关系,卫生行政部门当然不能承担赔偿责任。

(5) 必须有法律规定

卫生行政赔偿的特点在于:法律规定应予赔偿的,卫生行政部门才承担赔偿责任,没有规定或法律予以排除的,卫生行政部门就不用承担赔偿责任。

3. 卫生行政赔偿的范围和方式

(1) 卫生行政赔偿的范围

公民、法人在其人身权、财产权受到卫生行政部门及卫生监督人员违法行使职权造成损害时，可以请求赔偿。

(2) 不承担赔偿责任的情形

卫生行政部门对属于下列情形之一的，不承担赔偿责任：① 卫生监督人员与行使职权无关的个人行为；② 因公民、法人和其他组织自己的行为致使损害发生的；③ 法律规定的其他情形。

(五) 卫生行政赔偿经费的来源

赔偿费用，列入各级财政预算。所谓列入预算，即在年度预算中单列一项，专款专用。这一规定，使赔偿费用落到了实处。

二、卫生监督的程序

(一) 卫生监督程序的概念和特征

卫生监督程序是卫生监督机关依法行使职权的时间和空间的表现形式，即规范卫生监督机关实施卫生法律、法规活动的过程、步骤和方式。由于卫生监督是卫生行政行为的最重要的组成部分，是卫生监督机关行使职权针对相对人的具体的、直接的监督活动，且由于这一活动的内容和手段的多种多样，也就决定了卫生监督程序具有如下特征：

1. 法定性

这是由卫生监督程序是由卫生法律规范所规定而决定的。它是卫生监督行为有效的构成要件之一，倘若卫生监督行为违反了程序规定，就会发生监督行为无效、部分无效或经补正后才有效的法律后果。

2. 有序性

卫生监督程序的法律规范是一种程序规范，相对于实体性的法律规范，它并非是规定卫生监督机关的职权等，而是规定卫生监督机关如何去行使职权。有鉴于此，卫生监督程序必须是完整、统一和有序的，其中每个步骤都应是必要的，不能因其缺少环节而导致监督工作的阻滞。这就要求按照时间顺序进行规划、周密考虑、合理衔接，做到统筹兼顾。

3. 保障和制约性

一方面，卫生监督程序是保障卫生监督得以及时、有效实现的重要手段，使卫生监督机关更好地履行职责；另一方面，是对监督的制约，使卫生监督机关及其卫生监督人员按照一定的程序、规则从事卫生监督活动，达到卫生监督的有序状态，进而保证卫生违法案件得到公正、合理的处理。

(二) 卫生监督程序的分类

1. 内部程序和外部程序

内部程序与外部程序是基于卫生监督行为与相对人的关系，即是否影响相对人权利、义务来划分的。内部程序，即规定卫生监督机关内部的工作程序，如关于时效、调查处理等方面的程序规定等，是卫生监督机关必须加以遵守的。与之相对应的外部程序，也就是影响相对人权利、义务的程序。

目前，内部程序与外部程序两者在许多情况下是难以区别的，两者互相伴随，紧密地交织在一起。

2. 具体程序和一般程序

依照卫生监督程序适用对象的不同，卫生监督程序可有具体程序和一般程序之分。具体程序是卫生监督实施个别具体监督行为的程序。针对卫生监督机关实施的具体监督行为，应适用不同的具体程序。一般程序又称抽象程序，是规范抽象行政行为的方法、步骤和时限所构成的连续过程。抽象行政行为是行政主体对不特定的行政相对人或行政事务所做的处置，其基本特征在于行政行为承受对象的不特定性。抽象程序规范的行政行为产生的结果表现为一种法律规范，具有反复、多次适用的特点。

抽象程序是一种很重要的行政程序，因为它可以规范行政主体创设具体程序，使具体程序符合宪法和法律的规定，是法律为卫生监督机关实施各种具体监督行为而规定的普遍适用的程序。卫生监督机关无论实施何种监督行为，除非法律另有专门规定，均要适用一般程序，不得与一般程序规定相违背。

3. 事前、事中和事后程序

按程序的适用顺序和时间来划分，卫生监督程序又可分为事前、事中和事后程序。

(1) 事前程序：指卫生监督行为生效前的行政程序，如卫生许可证的审批程序等。

(2) 事中程序：指卫生监督行为在实施过程中的行政程序，如现场监督检查程序等。

(3) 事后程序：指卫生监督行为实施后的行政程序，如备案、复议程序等。

在实施卫生监督行为时，应强调事前、事中程序，以防违法、不当行为于未然或萌芽。当然，也决不可忽视事后程序。

(三) 卫生监督程序的基本原则

卫生监督程序的原则，从适用范围上看，一般可分为总原则、一般原则和特殊原则三大类。总原则泛指整个国家活动的指导原则，卫生行政监督活动是国家活动的组成部分，自然也要坚持国家活动的总原则，如必须坚持“四项基本原则”；一般原则，指社会主义各项卫生法律、法规都必须坚持的原则，如坚持以事实为根据、以法律为准绳的原则；特殊原则，即适用于卫生监督程序的基本原则，又存在着自身的特殊性，从而决定了卫生监督程序必须有自己的特殊原则。

卫生监督程序的基本原则是指规范、确立卫生监督程序制度并贯穿于其中的准则。根据确定卫生监督程序的基本原则的指导思想和卫生监督活动的固有特点，我国卫生监督程序的基本原则除了公正原则和公开原则外主要应包括：① 合法原则；② 合理原则；③ 参与原则；④ 顺序原则；⑤ 效率原则；⑥ 行为有据原则；⑦ 符合实体法律规范目的原则；⑧ 书面为主原则。

三、许可证发放程序

许可证发放程序是卫生监督机关的程序行为，指申请人向卫生监督机关申请发放许可证，相应的卫生执法机关审查申请并向申请人颁发许可证的法定步骤、次序和方式。由于许可是一种要式行为，因此相对人要求取得许可，就必须履行一定的程序，这样才有可能获得卫生监督机关的认可，取得许可证。通常自申请到取得许可证要经过以下程序。

（一）申请的提出

许可证发放程序的前提条件，是相对人的申请。卫生行政许可是依申请的行政行为，因此，管理相对人欲获得某项许可，必须向有关的卫生监督机关提出申请。

行政许可申请人向卫生监督机关提出许可申请。必须具备下述几项条件：

第一，必须是卫生法规规定经许可方能进行的活动或事项。

第二，申请人必须具有申请许可事项的行为能力。

第三，必须有明确的申请许可的意思表示。

申请许可的单位或个人，在书面申请上载明申请许可的理由及提供必要的附加材料，才能领取并填写申请表。附加材料的内容一般视申请许可的内容而定。有的填表后，尚须经其主管部门或有关部门审核同意，才能提送卫生行政机关进行审批。

（二）申请的审核

对申请的审核，是指卫生监督机关接到申请人的申请书，开始行政许可程序，依照法定权限进行审查核实。一般包括程序性审核和实质性审核两个方面。

1. 程序性审核

即审查核定申请许可的事项是否符合法定程序和法定形式，是否向有关机关提出申请、申请与手续是否完备等。

2. 实质性审核

即审查核定申请许可的事项是否符合有关的法律规范规定的条件，核定申请人本身是否具备从事该事项的行为能力，并进行相应的实地核对查实。卫生监督机关在审核时，对申请及附件材料的内容无权直接变更，应向申请人提出变更的要求，由申请人自行变更，如果申请所列事项或条件与实际不符，卫生监督机关应要求申请人采取相应的补救措施，否则，就驳回申请。

（三）许可证颁发

卫生监督机关经审核，认为符合法定条件的，依法由有权颁证的机关向申请人颁发许可证。对于不符合法定条件的，应依法拒绝颁发许可证，并允许具备条件时再次申请。

卫生监督机关经审核符合规定条件或要求批准申请人的，要颁发书面形式的许可证书。许可证的表现形式多种多样，有的直接称为许可证，如食品卫生许可证、公共场所卫生许可证等；有的则以其他形式来表现。

一般许可证有的由县级以上卫生行政部门签发，而由各级卫生行政部门负责发放管理；有的由省级卫生行政部门统一发放；有的则须由国务院卫生行政部门直接发放。

以上叙述了申请人申请许可的一般程序，也就是目前所实行的各种许可证制度的必须程序，不涵盖个别许可的特殊程序。对于已持有许可证的单位或个人变更许可证所允许的项目或范围时，则应向原发证机关申报，所经程序仍与新申请时一样。根据规定，负责发放管理许可证的卫生监督机关或其委托的下级卫生监督机关，依照法定期限，还要对已经发放的许可证进行审查复核。

四、卫生监督工作程序

实施卫生监督有两种形式：预防性卫生监督和经常性卫生监督。每一种监督形式有着其不同的工作程序。

（一）预防性卫生监督工作程序

预防性卫生监督工作程序，主要是指建设项目的预监工作程序，不包括城乡规划的预监工作程序。预监工作程序必须与基本建设程序协调一致，和建委、计委、经委等有关部门配合，理顺卫生部门与外部各有关单位的工作关系，才能做好预防性卫生监督工作。

（二）经常性卫生监督工作程序

经常性卫生监督是建立在预防性卫生监督基础之上的，各类监督员在执行经常性卫生监督义务时，应正确运用法律、法规，遵照法定程序进行。经常性卫生监督程序一般有监督前准备、现场监督检查、监督后处理、总结四大步骤。

五、卫生行政处罚程序

卫生行政处罚程序作为单项程序规范，属于非诉讼程序的范畴，它在卫生监督程序中占有极为重要的地位，是卫生行政处罚得以正确实施的基本保障。在此，行政处罚非诉讼程序最显著的特点是行政权力运行单向性，即这种行政权力不必征得行政相对人同意而由行政主体主动实施。

所以，以法定程序规范行政处罚权的行使，有利于防止行政主体滥施处罚、越权处罚，减少因行政处罚所引起的争议，有利于社会秩序的稳定。所谓的非诉讼程序，其主要特征是指运用处罚的主体即卫生行政机关的单方权力性，这一单方权力是形成滥施处罚、越权处罚最终引起卫生行政处罚争议的主要原因。卫生行政处罚程序从性质上说，就是对这一权力的制约和规范。相对于卫生行政机关享有的实体处罚而言，卫生行政处罚程序是卫生行政机关在实施处罚时必须履行的义务。

卫生行政机关在对相对人实施卫生行政处罚过程中的方式和步骤，即称为卫生行政处罚程序。行政处罚程序是行政主体依法对行政相对人违反行政法律规范时所给予的法律制裁所应当遵循的时限、步骤和方法所构成的一个连续过程。换言之，也就是指实施卫生行政处罚的空间形式和时间形式。我们知道，卫生监督的内容极为广泛、繁杂，几乎涉及社会生活中的各个领域。然而，一旦它们进入卫生行政处罚程序，就都不会超出行政处罚中的“诫罚”“财产罚”“行为罚”范围。这就是说，卫生监督内容会有着一定的区别或不同，但进行卫生行政处罚的内容却是基本一致的。

（一）受理与立案

任何单位和个人发现有违反卫生法规的事实，个人和单位有权利也有义务向卫生行政机关检举。卫生行政机关对于违反卫生法规的举报、控告，都应当接受。

凡违反卫生法规的行为，卫生监督机关认为具有可能构成行政处罚情节，拟追究法律责任时，均须予以立案。对大型案件，则要成立办案组。通常立案来源有四个方面：一是卫生监督人员在监督工作中发现被监督单位或个人，有违反卫生法规有关规定的情况或行为；二是对送检、抽检的产品的样品发现有不符合卫生标准的；三是被监督单位或个人被检举、控告有违反卫生法规有关规定的情况或行为，以及有关部门移送的案件；四是被监督单位或个人发生的有关卫生方面的中毒或污染事故等均为立案的来源。

一般是根据不同的立案来源，由卫生监督人员填写“行政处罚立案单”，并由卫生监督机关的负责人签署意见，决定是否立案。决定立案的案件，均要制作案卷，且一事一案一卷，详细记载违法行为的情况及违法事实，并附相应的证据及各种有关材料。

（二）调查取证

立案后，由卫生监督机关指定卫生监督人员及时进行专案调查，收集相对人违法事实的证据，写出调查记录。一般调查须由两人或两人以上参加。应首先向当事单位负责人或有关人员出示证件，表明合法身份，说明来意，并要求有关人员配合调查。调查记录填写完毕后，应由卫生监督人员和被调查单位法定代表人或被调查个人双方签字，若后者拒绝签字应注明拒绝理由。

在调查了解的同时，还要取得视听、实物证据。取证过程中必须充分听取相对一方当事人的申辩和意见，并要记录在卷，这也是保证卫生行政处罚合法、有效的重要手段。违法事实的一切行为，经过查证属实，才能作为检查结论的根据。

（三）处罚决定

任何个人或单位违反卫生法规的行为，依法应当给予行政处罚的，卫生行政机关在查明事实以后，做出行政处罚决定；违法事实不清的，不该给予行政处罚。

（四）执行与结案

卫生行政处罚决定由原做出卫生行政处罚的卫生监督机关或被处罚人所在地卫生监督机关执行。执行应从决定书送达之日起开始，在执行中不得超越或变更卫生行政处罚决定。

卫生行政处罚实施完毕后，应由主办的卫生监督人员填写“结案报告单”，予以结案。一般应做到一案一卷。

六、卫生行政强制执行程序

卫生行政强制执行是须向法院申请才能实施的行为，卫生监督机关自身没有强制执行权，只能通过法院依法实施。这一性质和特点也就决定了卫生行政强制执行必须依照法定程序进行，这也是保障强制执行的合法性和防止相对人的合法权益被非法侵害的重要手段和条件。因此，卫生监督机关在实施卫生行政强制执行过程中，不仅应当注重实体方面的合法性，也应当同时对程序方面的问题给予足够的重视。

（一）实施卫生行政强制执行程序的有关事项

卫生行政处罚决定是卫生行政强制执行的根据，也是进入强制执行程序的前提条件。当相对人前期不申请复议或者不提起诉讼，又不履行处罚决定的，卫生监督机关应当对相对人不履行处罚决定的情况进行认真的调查，弄清不履行处罚决定的原因。对确定故意不履行而不是由于客观原因使相对人难以履行的情况，才可考虑申请法院强制执行。

卫生监督机关在申请法院强制执行前，一般要再次要求相对人自动履行处罚决定。即采用告诫的方式进行敦促，如若相对人仍不履行，则可向法院申请强制执行。告诫应以书面形式做出，它就性质而论是卫生监督机关的一种通知行为。不经告诫就实施强制措施，不利于保护相对人的合法权益。

卫生监督机关申请法院采取强制执行措施，一般应以书面形式提交申请执行书。申请执行书应写明申请执行的事项和理由，同时附上作为执行根据的法律文书。申请强制执行应在法律文书发生法律效力后提出。按规定申请须向第一审法院提出，若法院认为申请执行的事项有遗漏或有明显差错，或者执行内容不清的，卫生监督机关须遵照法院的要求及时地予以补正。

申请执行实施后，卫生监督机关应按规定交纳执行费用。

（二）法院的强制执行程序

根据我国现行法律、法规的规定，卫生行政处罚决定需要强制执行时，应向法院提出执行申请。经审查后由法院按司法程序实施。通常具体程序是：

1. 申请立案

法院收到卫生监督机关的强制执行申请书以及行政处罚决定和其他有关材料后要从事实依据和法律依据两个方面进行审查核实。经审核认为卫生行政处罚决定正确、执行申请合法，且其他有关材料齐备的，即立案予以执行。倘若认为上述内容有问题，则不予立案并将申请书退回卫生监督机关。

2. 通知履行

对于立案执行的卫生行政处罚决定，法院要向被处罚相对人发出执行通知书，并指定履行期限。假如被处罚相对人仍拒不履行，法院则将强制执行。

3. 执行

卫生强制执行由法院主持，特殊情况可请有关部门予以协助，如公安部门、卫生行政部门等。执行完毕，法院要将执行结果书面通知申请执行的卫生监督机关。

第十三章 公共卫生事件危机管理

第一节 公共卫生事件及其基本特征

一、公共卫生事件的含义

（一）公共卫生事件的概念

《突发公共卫生事件应急条例》规定，突发公共卫生事件是指突然发生，造成或者可能造成社会公众健康严重损害的重大传染病疫情、群体性不明原因疾病、重大食物和职业中毒以及其他严重影响公众健康的事件。

突发公共卫生事件属于突发公共事件的一种，是在某一短促时间内意外发生，能够或者已经造成人群广泛的生命和身心健康损害，产生较强的公共卫生影响，需要采取紧急措施进行相应的救援和处理。公共卫生事件的内涵非常广泛，多数突发公共事件均可能同时引发公共卫生事件，如突发自然灾害引起的人员伤亡和传染病疫情，和经济社会活动有关的一些事故灾难引发的人员伤亡和环境污染，和社会、经济有关的突发社会事件导致的人员伤亡等。

突发公共卫生事件按照不同的分类办法有不同的分类结果。按照事件的成因、性质可以分为：① 重大传染病疫情；② 群体性不明原因疾病；③ 重大食物和职业中毒；④ 其他严重影响公众健康的事件。根据事件的危害程度及涉及的范围，公共卫生事件可以分为特别重大（Ⅰ级）、重大（Ⅱ级）、较大（Ⅲ级）和一般（Ⅳ级）四级。

（二）公共卫生事件发生的趋势

公共卫生事件的发生并没有国界之分，突发公共卫生事件的发生有时是跨国界甚至造成全世界的流行，如 2003 年的 SARS 事件和 2009 年的甲型 H1N1 流感。但不同的历史发展阶段，公共卫生事件的发生有明显的不同。

20世纪80年代以前，公共卫生事件一方面是传统传染病的流行，如1817年霍乱的第1次世界大流行到1961年第7次世界大流行、1988年我国上海甲肝暴发；另一方面主要与生活环境、生产条件有关，特别是各种工业、农业污染，如1943年美国洛杉矶光化学烟雾事件、1952年英国伦敦烟雾事件、1984年印度博帕尔事件、1986年苏联切尔诺贝利核电站核泄漏事件。20世纪90年代后，公共卫生事件主要集中在食品、新型传染病、生物恐怖和生物安全事件，如1999年欧洲二噁英事件、2008年我国三鹿奶粉事件、2003年SARS流行、2009年甲型H1N1流感流行、2001年美国炭疽感染事件等，当然在这个阶段，仍然警惕重复出现的传染病，如霍乱、肺结核、登革热等。

2006年8月开始，我国卫生部公布公共卫生事件进行网络直报的信息。从已经公布的公共卫生事件看，发病以传染病和食物中毒为主，死亡则以食物中毒为主。此外，我国由于灾害事故、安全生产事故和群体性事件所导致的公共卫生问题也越来越突出，值得注意和研究。

二、公共卫生事件的基本特征

不同突发事件的发生有其自身的不同特点，但总体而言，突发性公共卫生事件主要表现为如下几个特征。

（一）突然性

突发公共卫生事件虽然存在着发生征兆和预警的可能，但往往很难对其做出准确的预警和及时识别，使其发生和演变具有很大的突然性（意外性），往往在意想不到、毫无准备的情况下突然暴发。事发的突然也带来相关信息的高度缺失，难以迅速采取相应的应对措施，所需要的技术手段、设备、物资等也很难以最适合的方法进行准备。如2009年甲型H1N1流感出现时，人类将它称为“猪流感”，没有疫苗、缺乏药物。

（二）公共性

突发公共卫生事件发生后，往往在一定区域或范围内会产生较大的影响，并直接或间接威胁区域内的人群。如果引起突发公共卫生事件的原因或媒介（包括食品、疫苗或药物）具有一定普遍性，还可能威胁其他地区甚至其他国家。如2009年的甲型H1N1流感，最初在墨西哥发生，随后迅速蔓延至全球，美国于2009年10月23日宣布进入甲型H1N1流感全国紧急状态，截至2009年10月17日，全球超过414 945例实验室确诊病例，死亡人数至少4 999人，涉及全球

190 多个国家和地区。

（三）紧迫性

鉴于公共卫生事件发生的突然性，事件发生后，若有关部门不能迅速采取处置措施，事件的危害将进一步加剧，会造成更大范围的影响，如 2003 年 SARS 的流行。因此，需要有关部门在尽可能短的时间内做出决策，采取有针对性的措施，将事件的危害控制在最低程度。因此，突发公共卫生事件发生后，一方面要全力以赴迅速救治患者，另一方面要采取各种手段迅速调查事件原因，并采取有针对性的处置措施，控制事件的蔓延。同时，要及时发布事件的相关信息，减少恐慌和谣言的产生。这些都是十分紧迫的任务。

（四）危害性

突发事件可对公众健康和生命安全、社会秩序、经济发展、生态环境等造成不同程度的危害，这种危害既可以是对社会造成的即时性严重损害，也可以是长期的影响，其危害可表现为直接危害和间接危害。直接危害一般为事件直接导致的即时性损害（如人员的伤亡），间接危害一般为事件的继发性损害或危害（如事件引发公众恐慌、焦虑情绪等），对社会、政治、经济产生影响（如应对不当所带来的国际舆论压力等）。例如，2008 年的三鹿奶粉事件导致公众对我国乳制品行业的极度不信任，严重损害了我国乳制品产业发展。

（五）复杂性

公共卫生事件种类繁多、原因复杂，有纯自然的因素（如地震、台风），也有人为的因素（如投毒、急性职业中毒），还有社会因素（如人口密集），且社会因素在公共卫生事件发生中扮演着越来越多的角色。近年来新发现的传染病、社会流动的日益频繁、人口密集的加剧使公共卫生事件的发生越来越复杂，表现形式也越来越多样化，发生的后果也越来越复杂，往往涉及范围广、人员多，甚至还有可能引起多米诺骨牌效应。

（六）主体规律性

虽然公共卫生事件的发生具有很大的突然性，但事件本身的发生、发展、衍生扩散到平息、消减的过程大多遵循一定的客观规律。比如 SARS 疫情，从发生到蔓延再到全面暴发，以及最后的消失和消灭，符合病毒性呼吸道传染病的传播规律，而人类也是依据这个规律采取切断传播途径等控制传染病的措施，最终战胜 SARS。

第二节 危机管理基础

一、危机及其分类

（一）危机与公共危机

“危机”一词根源于希腊语的“分离”本是医学用语，原意指人濒临死亡、游离于生死之间的转折点，以形容一种至关重要、需要立刻做出响应决断的状态。现代汉语中，危机有两种意思：一是指潜伏的祸根，如危机四伏；二是指严重困难或生死成败的紧要关头，如经济危机、金融危机等。

对于危机，一般从决策和冲突两个角度来理解。危机研究先驱C. F. 赫尔曼给危机下了个经典的定义：危机是威胁决策集团优先目标的一种形势，在这个形势中，决策集团做出反应的时间非常有限，且形势常常向令决策集团惊奇的方向发展。荷兰乌里尔·洛斯塔尔对赫尔曼的定义做了修改，他认为：危机是一种严重威胁社会系统基本结构或者基本价值规范的形势，在这个形势中，决策集团必须在很短的时间内、在极不确定的情况下做出关键性决策。如果是从冲突角度理解危机，可认为危机是和平进程的断点。综合来看，危机是指个人、群体或者组织由于突然事件的出现而受到影响，严重地威胁到其正常的生存与发展的状态。危机事件通常是与突发事件相联系的，所以在一定意义上突发事件成为危机事件的代名词。

危机通常是在决策者的核心价值观受到严重威胁或挑战、有关信息很不充分、事态发展具有高度不确定性和需要迅速决策等不利情景的汇聚。危机是对组织系统的总体目标和利益构成威胁而导致的一种紧张状态。危机根据影响时空的范围分为国际危机、国内危机和局部组织危机。一般突发事件引发的危机往往是局部的，如食物中毒、工厂有毒有害物质的泄漏等往往仅影响局部地区和人群，但一些局部的突发事件若处理不好，可引发全国性甚至国际危机，SARS的暴发流行就是一个典型案例。

一般而言，危机有几个比较明显的特征：① 威胁性，危机的出现会对生命财产等有形或无形的财富造成威胁，其威胁程度视决策者的认知程度而定；② 不确定性，由于环境的不确定性、人类的有限理性以及信息的不对称，危机往往产生不确定性，这种不确定性主要表现为状态的不确定性、影响的不确定性和危机回应的不确定性；③ 时间的有限性，决策者对危机情形的处理，在决策上只有有限的反应时间，决策者面临巨大的压力和不确定性；④ 危机的双重效果性，危机会带来各种损失，但危机也是机会和转机，如果决策者直面危机，危机可以促进制度的革新和环境的变革。

所谓的公共危机，简单说就是一个事件突然发生并对公众的生活、工作以至生命财产构成威胁的状态。公共危机既有可能是自然原因所导致的，如台风、地震；也可能是由经济原因所导致，如金融危机；也可能是政治原因所导致的，如政局不稳定；还可能是社会因素所导致的，如民族冲突。尽管产生公共危机的原因很多，但其共同的特征是公共危机发生后涉及的对象是社会大众，至少是一个特定单位或地域中的一群人，所以危机发生后的防范工作需要取得公众的共识，并采取一致的行动方能有效控制危机的扩大和发展。

（二）危机的分类

分析研究危机发生的类型，对于认识探索危机发生的规律，寻找危机管理的有效方法与途径是十分必要的。危机可以从不同的角度进行分类，分类标准不一样时结果也不相同，如从危机的性质、表现形式、基本动因、影响、危害程度等方面进行分类，但实质内容并无太大分歧。

各类危机事件并不是孤立的，它们之间会互相关联、影响和渗透，往往在主要事件发生后引发次生或衍生事件。人们常说的“大灾之后必有大疫”，这也是在各种自然灾害发生后特别强调避免发生疫情的原因。另外，一些缓慢的小型事件，慢慢积累后会成为重大突发公共卫生事件。

（三）危机的生命周期

危机从生成到被消除，有一个生命周期，一般要经历潜伏期、暴发期、持续期、解决期和善后期。

1. 潜伏期

很多危机的发生是由许多微小的、不容易被觉察到的一系列诱发因素逐渐积累到一定程度、从量变到质变引发的结果。一般来说，危机事件的发生要具备一定的条件，并且有一个燃点事件，但在危机的潜伏期，往往是以一些征兆的形式出现。如果能及早发现危机诱因，及早发现潜在的危机，洞察非常态因素，并引起关注，采取相应措施，把危机消灭在萌芽状态，则可以取得事半功倍的效果。

2. 暴发期

危机诱因积累到一定的程度后，就会导致危机的暴发。在此阶段，事件演变迅速，往往出人意料。此时，会迅速对组织的运转秩序、组织形象和根本利益产生巨大的威胁，组织的管理层也会受到来自各方的压力。在这一阶段，事件的影响面会迅速扩大，特别是在媒体介入后，有可能出现涟漪效应，即一个危机后还能产生另外一个危机，如谣言四起等。因此在危机暴发之后，如果不立即进行有效的应对，危机将进一步升级，影响范围和影响程度必将进一步扩大。

3. 持续期

这一阶段，相关的组织已经着手危机的处理，包括开展危机调查、进行危机决策、控制危机危害的程度和范围、实施危机沟通、开展各种恢复性工作等。一般来说，持续期越长，各种破坏、损害和相关的潜在影响越大。但此时如果应对不当，危机仍然有进一步激化的可能。在这一阶段，危机处理水平和决策速度至关重要。

4. 解决期

解决期危机事态得到有效控制，危机暴发后所引发的各种显性化问题已经基本得到解决，危机风暴已经过去，组织管理层所承受的压力有所减弱。但在这一阶段应该避免就事论事，要善于通过危机的现象寻找危机发生的本质原因，并提出有针对性的改进措施，防止危机可能卷土重来和产生各种后遗症。

5. 善后期

善后期也称恢复期，是自我分析、自我检讨的疗伤止痛期。卓越的管理者往往利用这个阶段，完善危机应对计划，恢复民心和信心，进行危机后学习，准备危机后组织变革、观念更新，建设新的制度和改进政策，重新塑造形象。

二、危机管理

危机管理这一概念是美国学者史蒂文·芬克于 20 世纪 60 年代提出的。当时美国政府为了应对 1962 年古巴导弹危机采取了种种措施，此后危机管理常常被用于政治形势分析，首先被用于外交和国际政治领域。危机管理真正被重视是在 1982 年美国强生公司成功处理泰诺胶囊事件后，随后危机管理逐渐由政治领域扩大到经济、社会领域。2003 年 SARS 疫情暴发后，危机管理迅速成为我国社会热点话题。

公共危机管理是政府及其他公共组织，在科学的公共管理理念指导下，通过监测、预警、预防、应急处理、评估、恢复等措施，防止可能发生的危机、处理已经发生的危机，以减少损失，甚至将危险转化为机会，保护公民的人身安全和财产安全，维护社会和国家稳定。公共危机管理的主体是政府和其他公共机构，如非政府组织；公共危机管理的重点在于预防，这是最积极、主动、有效的危机管理态度；公共危机管理的功能在于防范、化解危机，减少损失；其目的在于恢复社会秩序，保障人们正常的生活秩序，维护社会稳定，促进社会和谐健康发展。

三、危机管理的模式

危机事件演变迅速，具有很强的不确定性和多样性，但仍有一个从量变到质变的过程，有其自身发展的逻辑。由于危机状态的特殊性，要求危机管理行为不同于常态管理，应该渗透到危机生命周期中动态进行。在众多危机管理的阶段分析中，较为著名的是罗伯特·希斯的“4R”模式、奥古斯丁的六阶段模式。

（一）“4R”模式

危机管理的“4R”模式是美国危机管理专家罗伯特·希斯于1998年率先提出的。他认为，危机管理由四个阶段组成，即缩减、预备、反应、恢复。有效的危机管理是对“4R”模式所提到的所有方面的有效整合。

1. 缩减阶段

在缩减阶段主要的任务是预防危机的发生和减少危机发生后的冲击程度，这是危机管理的核心内容。因为降低风险、避免浪费时间和妥善的资源管理，无疑可以大大减少危机事件的发生概率，节约社会成本。

2. 预备阶段

在危机发生前做好处理危机情况的准备，具体工作包括建立预警机制和技能培训计划，开展模拟演习，保证各种计划得到落实。

3. 反应阶段

出现危机事件时，政府或相关的社会组织应该在尽可能短的时间内做出反应，以遏制危机的发展，包括如何应对危机、如何能获取更多可靠信息了解危机、如何降低损失、如何以最小的损失将危机消除、如何与媒体沟通等。这个阶段的关键是迅速启动应急管理程序。

4. 恢复阶段

危机结束后如何恢复到危机发生以前的状态，重新建立起新环境且总结经验，为今后的危机管理提供经验和支持，避免重蹈覆辙。

（二）六阶段模式

1. 危机的避免

危机的避免及预防危机的发生实质就是危机管理的初始，但很多人往往忽视了这种既简单又经济的办法。在这一阶段，危机管理者的主要任务就是竭力消除各种危机隐患，减少风险；对于无法避免的风险，要建立恰当的保障机制。

2. 危机管理的准备

此阶段主要是保证一旦危机避免工作失效，能有一套较为完备的应急预案，包括建立危机处理中心、制订应急计划、事先选定危机处理小组成员、提供完备和充足的通信设施、建立重要的关系等。在准备阶段要特别注意微细的地方，尤其是关键控制点中的微细地方，因为忽略这些，往往代价高昂。

3. 危机的确认

通过收集到的各种信息确认危机事件已经发生，并找出危机的冲击程度，这是危机管理的核心内容。因为降低风险、避免浪费时间和妥善的资源管理，无疑可以大大减少危机事件的发生概率，节约社会成本。

4. 预备阶段

在危机发生前做好处理危机情况的准备，具体工作包括建立预警机制和技能培训计划，开展模拟演习，保证各种计划得到落实。

5. 反应阶段

出现危机事件时，政府或相关的社会组织应该在尽可能短的时间内做出反应以遏制危机的发展，包括如何应对危机、如何能获取更多可靠信息了解危机、如何降低损失、如何以最小的损失将危机消除、如何与媒体沟通等。这个阶段的关键是迅速启动应急管理程序。

6. 恢复阶段

危机结束后如何恢复到危机发生以前的状态，重新建立起新环境且总结经验，为今后的危机管理提供经验和支持，避免重蹈覆辙。

第三节　公共卫生事件的危机管理体系

一、公共卫生事件危机管理体系建设的必要性

在经济转型期，公共卫生事件在今后很长一段时间仍然可能频发，需要构建完善的公共卫生危机管理体系。

（一）我国长期以来的公共卫生投入不足

长期以来，我国对卫生投入的力度不够，而且存在明显的结构问题：重治疗轻预防、重城市轻农村、重硬件轻软件现象突出，导致公共卫生机构（特别是基层公共卫生机构）的建设滞后。近几年来，公共卫生的投入有所增加，但重硬件轻软件现象没有得到根本性的改变。

长期以来对公共卫生投入的不足，导致疾病预防控制机构力量薄弱，人才缺乏，基本公共卫生能力不足，特别是基层公共卫生机构和人员日常监督与监测能力难以起到防微杜渐的作用，更难以应对公共卫生危机的挑战。

（二）我国公共卫生管理体制不顺

一是在卫生系统内部，长期以来大卫生观念多停留在口头上，医疗预防体制中医分家、条块分割，使公共卫生资源、信息不能有效整合，甚至部分资源被挪作

他用。二是由于公共卫生所涉及的部门众多,目前我国政府管理体制下的条块分割现象使部门间协调难度大,资源整合困难,相互间的推诿现象突出,缺乏有效应对公共卫生问题的内部体制和外部体制。

（三）新旧传染病威胁国家安全

目前许多传统的传染病仍未得到有效的遏制。目前我国有活动性肺结核患者 500 万人,其中传染性肺结核患者 200 万,每年因结核病而死亡的人数约有 15 万。2002 年以来,肺结核一直保持在传染病发病率顺位的前 2 名,发病率增长明显,耐药问题日益突出。大约有 1.2 亿人为乙肝病毒携带者,大约有 2 000 万人是慢性乙型肝炎患者;有 433 个县仍然存在血吸虫病,其中有 110 个县血吸虫病的流行尚未得到控制,有 6 500 万人受到血吸虫病的威胁,84.3 万人发病。狂犬病的发病近年来也有升高的趋势。2008 年手足口病曾经肆虐我国,导致 489 073 人发病。

新发传染病不断增加,对我国的威胁日益严重。20 世纪 70 年代以来,刚明确病原的 50 多种新发传染病中有近 30 种在我国出现,如艾滋病、SARS、人感染高致病性禽流感、甲型 H1N1 流感等。这些疾病已经给我国造成了巨大的经济和健康损失。

我国是抗生素滥用现象比较突出的国家,高达 70%的住院患者处方中含有抗生素。我国每年死于抗生素滥用的有 8 万人。抗生素的滥用所导致的抗生素耐药现象已经比较明显,使病菌迅速适应了抗生素的环境,各种超级病菌相继诞生,“超级细菌”在中国已十分普遍,它们已经成为医院内感染的重要病原菌。

（四）社会、经济转型

当前国内频频发生的公共卫生事件,是经济与社会转型期各种社会矛盾频发的具体表现之一。社会转型所带来的利益矛盾和价值冲突导致群发性事件居高不下,其所产生的相关公共卫生事件也就层出不穷。

经济体制转轨带来的社会运行体系失调也容易导致公共卫生事件的发生。转型期制度漏洞和管理真空造成事故频发,自然灾害应对不力,带来生命财产的重大损失。由于医疗体制弊病、企业诚信缺乏、医药食品监管漏洞等引起的问题也不少,如三鹿奶粉事件等。

同时,随着改革开放进程的加快和人员流动频率的增加,传染病的传播途径和传播速度不断变化,给公共卫生和人群健康带来严重的挑战。随着城市化的快速发展,大城市中人口拥挤和环境污染等因素使对传染病的控制更为困难,加大了公共卫生事件发生的概率。

二、公共卫生事件危机管理体系的内容

我国公共卫生事件危机管理的发展可以分为两个阶段：第一阶段是从中华人民共和国成立初到2002年实行全国性的防疫体制改革，此阶段的危机管理工作实行分散管理的形式，存在不少缺陷；第二阶段是2003年以来，逐步建立起了指挥统一、有法可依的公共卫生危机管理体系。但我国公共卫生事件危机管理体系的建设不能脱离我国的公共危机管理体系。管理体系建设的基本框架是要有敏感的危机管理意识、完备的危机应对计划、坚实的法律行为框架、高效的核心协调机构、全面的危机应对网络、顽强的社会应对能力和先进的技术支撑体系。

2003年的SARS危机后，我国陆续出现了多起公共卫生危机事件，危机管理水平有了比较大的提升，总体来说危机应对比较有力，但危机的防范意识还是不够。因此，如何进一步提高我国公共卫生危机管理体系的能力就成为危机管理不可回避的重要内容。

按照2006年1月国务院发布的《国家突发公共事件总体应急预案》和2007年11月实施的《突发事件应对法》的精神，我国公共卫生危机管理体系的核心包括“一案三制”，即预案、法制、体制和机制。在“一案三制”中，应急预案相当于应急处置的工作计划，应急法制是为各项应急工作提供的法制保障，应急体制是应急处置的组织基础，应急机制是应急处置的反应模式。

第四节　公共卫生事件的危机管理机制

鉴于公共卫生事件的出现既有人为因素，也有非人为因素（包括不可抗力等天然因素），完全避免公共卫生事件的发生是不可能的，因此，必须为公共卫生事件的出现做好各方面的准备，这是进行公共卫生事件危机管理最为关键的战略步骤。由于危机一般属于突发事件且具有极大的不稳定性，需要迅速做出决策，因此建立完善的危机管理机制至关重要。一个完善的公共卫生事件危机管理机制是一个系统工程，涉及方方面面，由技术支撑体系和非技术支撑体系两个部分构成，具体来说包括相应的组织体系（指挥组织体系、监督监测体系、应急机构等）、机制目标（预案、预警系统、评估机制等）、运行程序（紧急医疗机制、社会动员机制、协调沟通机制、信息披露机制等）和支持系统（技术物质保障机制、法律保障机制、经费保障机制等）等四部分，实现危机前、危机中和危机后全过程的有效管理。从制度建设的角度来看，政府应重点建设六大机制，即预警机制，决策机制，应对机制，沟通机制，善后机制，学习、评估机制。

一、公共卫生事件的预警机制

在公共卫生事件的危机管理中，预防是第一要务。“凡事预则立，不预则废”，说明了预防、预警和预案的重要性。公共卫生事件的危机预警对于及时规避风险、转移风险或者是迅速采取措施，使公共卫生事件的危害降低到最低程度，具有重要意义。所谓的公共卫生事件预警，是指根据有关公共卫生事件过去和现在的数据、资料和情报，运用逻辑推理和科学预测的技术与方法，对某种公共卫生事件发生的约束性条件、未来发展趋势和演变规律做出估计与推断，并发出确切的警示信号或者信息，使政府和公众提前了解事件的状态，以便及时采取应对措施，减少公共卫生事件发生的突然性和破坏性，从而实现“防患于未然”的目的。危机预警是基于日常风险管理、着眼战略全局、全面系统的预报和控制危机的一整套管理机制。危机预警机制对于提前做好危机预防、减少危机造成的损失具有极为重要的作用。

（一）预警机制的功能

预警是公共卫生事件危机管理的第一道防线。预警系统要以先进的信息技术平台，通过预测和仿真等技术对危机态势进行有效的动态监测，做出前瞻性的分析判断，及时评估各种灾害的危险程度，并给出参考性的对策建议，提高政府危机管理的效率和科学性。就其本质来说，要实现以下四个功能。

1. 预见功能

这是预警的首要功能，即通过一些指标的研究，找出某些敏感性指标的异常变化并能预先指出危机发展的征兆。有些事件的发生是一些危机诱因不断升级、从量变发展到质变的结果。如果政府能建立起良好的危机预警机制，并能起到预见作用，就能把事件消除在萌芽阶段，把损失降到最低。

2. 警示功能

通过对一些监测指标监测结果的分析，有关部门将预测的结果向相关部门和公众发出警示，发挥导向作用。例如发布流感的预警信号，从而增强防范意识。

3. 减缓功能

有些危机事件是难以完全避免的。比如2009年的甲型H1N1流感，依据呼吸道传染病和流感的一般规律，社区流行难以避免，这时可以通过预警机制，提示政府和公众采取各种措施，延缓流行的速度，从而减轻对社会的压力。

4. 化解功能

这是预警机制最重要也是最现实的功能。通过预警，政府和相关部门采取相应的应对措施阻止和化解事件的发生，实际上也是在某种程度上防范了未来公共卫生事件的发生。

（二）预警系统的构成

一个完善的公共卫生事件预警系统，要包括信息收集子系统、信息加工子系统、决策子系统、警报子系统和咨询子系统等。

1. 信息收集子系统

信息收集子系统的任务是对有关危机风险源和危机征兆等信息进行收集，并及时识别信息的细微变化，准确和及时地预测可能发生危机的征兆，采取有效措施规避和控制危机。

设计时要保证信息收集的全面性，危机预警系统要确定信息收集的范围，这取决于危机风险源存在的范围。因而，在建立危机预警系统时，首先要分析危机风险源的分布状况，不能有所遗漏；否则，一开始就无法保证危机预警系统对危机的预警功能。

2. 信息加工子系统

信息加工子系统具有信息整理、信息识别和信息转化三大功能。

危机预警系统收集到信息之后一般需要对信息进行整理和归类，尤其是在指标性危机预警系统中，信息与危机之间缺乏显而易见的联系，信息的整理和归类就显得更为重要。

收集上来的有关危机的信息是杂乱无章的。在检测和收集到各种有关的信息后，下一步要采取的行动就是对信息进行系统的整理、分析，并对信息的真实性、客观性进行加工、鉴别和分类，然后剔除其中的干扰信息，寻找有用的信息，鉴别其中可能存在的问题以及动向，并进一步找出隐藏在表象背后的深层次原因，最后形成预警信号。这大致就是公共危机信息加工子系统的工作原理。

3. 决策子系统

这是一个主观与客观、科学与经验、模糊与精确、定性与定量、个人与群体、内部与外部有机结合的过程。通过这个系统，可以帮助选用有效的控制技术，进行削减风险的费用和效益分析；确定可接受风险度和可接受的损害水平；进行政策分析及考虑社会经济和政治因素，确定适当的管理措施并付诸实施，以降低或消除各种风险，保护人民生命财产的安全。

4. 警报子系统

警报子系统的功能是向危机管理小组成员和危机潜在受害者发出明确无误的警报，提醒他们采取正确的措施。警报系统要告诉相关人员危机的来临，这就要求警报系统能与危机管理小组成员和危机潜在受害者之间进行有效的沟通。

二、公共卫生事件的决策机制

危机管理的核心是危机决策，其正确与否直接决定了危机管理的成效。危机管理是非常态管理，危机决策也有别于常规的程序化决策。危机的突发性和不确定性需要决策者在信息有限的情况下当机立断。此时，信息的全面、及时、准确对决策的质量更具有举足轻重的意义，进而影响危机管理成效。除了危机演变不确定所带来的信息不全面的客观因素之外，信息收集和传递过程中的信息损耗更值得关注。基层拥有信息收集的优势，决策所倚重的危机信息源于最基层的事发现场，然而出于责任规避的心理和决策集中后所带来的低参与效能感，基层没有积极性去充分地收集信息并将其传递给危机管理金字塔顶层的决策者。同样，由于信息的收集和使用是分离的，无须对信息使用结果（即决策）承担责任的信息传输中介缺乏强烈的动机去避免信息的延误和漏损。因此，基层的信息处理能力和责任直接影响政府的危机决策，必须将掌握动态信息的基层卫生服务机构和相关的单位纳入危机管理的体系之中，并赋予相应的职责。丧失了信息基层的危机管理无疑是无源之水。

（一）公共卫生危机决策的特点

公共卫生事件危机管理是在特殊环境下的非程序性决策，与一般的程序性决策有较大的不同，表现在以下几个方面：

1. 危机决策的超前性

对公共卫生事件采取有效应对时间越早，预防的措施越有效、成本越低，因此，防患于未然、超前决策是其重要的特征。

2. 公共危机决策的快速性

公共卫生事件影响的是人群的健康问题，如果不能在公共卫生事件中做出快速的决策，将直接影响人群的健康，因此，需要决策机构在科学的信息调查和预测的基础上迅速做出决策，减少决策程序，避免过多分析，迅速抓住控制危机蔓延的机会。

3. 决策的高风险性

由于公共卫生危机事件发生后，信息往往比较模糊、散乱、混沌，决策者与真实信息之间存在着信息不对称的现象，使决策具有较高的风险性。

4. 决策的强制性

在公共卫生危机决策中往往采用高度集权的准军事化强制手段，而不允许陷入无休止的各方利益平衡的讨价还价之中。

（二）公共卫生应急决策的基本流程

在公共卫生危机前，由于面临高度的紧张压力，为了将损害降到最低程度，决策者需要在有限的时间内迅速做出重大决策，在最短的时间内控制公共危机事态的蔓延，因此，快速初步的决策思维就显得尤为重要。根据快速决策理论，危机决策一般可以分为以下六个步骤：

1. 危机问题的界定

需要考虑属于哪种类型的公共卫生事件，这些事件影响的广度和深度，存在的时间、地点，发生的可能原因，建立各种事实根据，展示潜在的威胁。

2. 设定决策目标

决策目标的大小和多少会对决策的速度、决策方式的选择等产生影响，因此，决策时必须明白所要达到的目标。如果目标模糊不清，那就无从谈起能做出合理的决策。突发公共卫生事件决策所需要设定的目标众多，一方面是因为突发公共卫生事件涉及的部门众多，另一方面突发公共卫生事件本身也有不同的类型和等级。因此，需要决策者根据各种目标关系列出目标的优先顺序，保证决策的正确性。

3. 拟订备选方案

决策过程是方案的选择过程，包括寻求或创造备选方案并对现行的方案进行修正，但应该避免过度依赖经验，因为很多公共卫生事件是新问题。

4. 评估备选方案

对各种备选方案应用推断、理论模型和直觉推理等方法，从成本、效用、公平、合法和政治可接受性等方面考察，建立评估标准对多种方案进行评估和选择，确定最满意方案。

5. 实施行动方案

在实施时要适时向外界公布方案并做出承诺，在方案实施的过程中不断修正和完善方案。同时，还应当制订决策执行、监控过程以及防范意外事故的详细计划。

6. 决策绩效评估

通过危机干预方案前后的比较、内外有效性的比较、政治可行性与合理性分析、经济和社会成本核算等对方案的绩效进行评估，积累经验。

三、公共卫生事件的应对机制

公共卫生事件的应对机制是公共卫生危机管理的基本内容，即在公共卫生危机时政府及相关部门的工作机制。

（一）应对原则

1. 分级响应的原则

发生突发公共卫生事件时，事发地的县级、市（地）级、省级人民政府及其有关部门按照公共卫生事件的不同级别，做出相应级别的应急反应，并根据实际防控需要及时调整响应级别。

2. 生命第一原则

生命健康权是人的一切权利的基础，因此在危机应对时，最主要的目标是减少健康受损（如患病或死亡），保障公众健康，对患者和伤员的救治要放在第一位。其他公共危机涉及人员伤亡时，也应当把伤员的救治作为首要任务。

3. 舍小保大原则

在公共卫生事件应对过程中，一些公共卫生措施势必会影响一部分人的正常生活甚至造成一些财产损失。此时要遵循“损失小利益、保存更大利益”的普遍做法，将维护国家和社会整体利益放在优先位置，以更好地保障国家和社会利益。

（二）应对措施

1. 人民政府

各级人民政府是公共卫生危机应对的第一责任人，要组织协调有关部门参与突发公共卫生事件的处理，根据需要和不同的公共卫生事件，采取各种有效措施，如划定控制区域、控制疫情、管理流动人口、实施交通卫生检疫、发布信息等，维护社会的稳定。

2. 卫生行政部门

卫生行政部门是公共卫生危机事件应对的主要组织者，要组织医疗机构、疾病预防控制机构和卫生监督机构等开展突发公共卫生事件的调查与处理，包括组织专家咨询委员会对突发公共卫生事件进行评估、采取应急控制措施、督导检查、发布与通报信息、制定技术标准和规范、普及卫生知识等。

3. 专业技术部门

医疗机构主要承担医疗救护工作，协助开展样本采集和流行病学调查，防治院内感染，进行病例报告；疾病预防控制机构主要承担信息报告、流行病学调查、实验室检测和制定技术标准和规范等；卫生监督机构主要负责应对措施的落实和相关的执法、稽查活动；出入境检验检疫机构应做好口岸的应急处理工作，及时上报口岸突发公共卫生事件信息和情况变化。

4. 非事件发生地区

未发生突发公共卫生事件的地区应根据其他地区发生事件的性质、特点、发生区域和发展趋势，分析本地区受波及的可能性和程度，做好相关信息获取、人员物资准备，加强监测，开展重点人群、重点场所的防控工作，开展宣传和健康教育工作。

当突发公共卫生事件隐患或相关危险因素被消除，或末例传染病病例发生后经过最长潜伏期无新的病例出现时，应当及时终止应对措施。

四、公共卫生事件的善后机制

处理好善后工作是危机管理的关键步骤。首先，针对危机处理难免留下的后遗症，对危机相关伤亡或遭受损害人员进行安抚，避免危机处理的负面效应，采取措施重建或确保民众对政府的信任与支持，摆脱危机阴影，使民众安心；其次，要总结危机处理经验教训、危机管理机制成熟与否、危机预防得当与否，将其中的经验教训纳入危机管理的范畴，以此完善危机管理机制，防范下一个危机的发生。

（一）恢复与重建

善后处理主要是对公共卫生危机所造成的破坏进行修复和重建，包括对伤亡情况的调查和遗体的处理、后续治疗问题的处理、社会救助措施的落实、社会心理救助、征用物资和劳务的补偿、法律和社会秩序的重建等。恢复和重建不是简单地恢复到危机前，而应该利用危机的契机，在新的起点上改革、建设和发展。

（二）调查与甄别

组织有关人员组成调查小组，对造成公共卫生危机事件的真正原因进行深入的调查与甄别，明确危机发生的根源、造成危机事件的责任主体，同时对突发公共卫生事件的预防、报告、调查、控制和处置过程启动问责机制，对有玩忽职守、失职、渎职等行为者，依据《公共卫生事件应急条例》及有关法律、法规、规章规定，追究当事人的责任。对参加突发公共卫生事件应急处置做出贡献的先进集体和个人进行表彰。

（三）总结与提高

公共卫生事件过后，应当发动系统内外对事件及其处理工作进行全面的总结，包括对事件的成因，监测预警系统的作用，应急反应的思路、措施、管理办法等进行分析评价，分析媒体的报道，举行各种研讨会和调查，弥补危机处理过程的不当，提高整个危机管理水平。

五、公共卫生事件的学习、评估机制

发生的每一次突发公共卫生危机事件，对政府而言都是一次新的体验，可以从中获得经验，发现原有公共危机管理体制中存在的种种问题，进而加以修正和改进，甚至可将危机转化为机会；而错误地估计形势，并令事态进一步恶化，则是不良危机管理的典型特征。因此，对于发生的公共危机事件，应当认真反思和总结经验教训，改进工作，最大限度地杜绝和减少类似灾难、事故的再次发生。如2003年在吸取SARS危机的沉痛教训后，我国重视并加快了公共卫生管理体系建设，并取得了突飞猛进的成就。

公共卫生危机事件给社会造成的损失是巨大的，不能只在危机中交学费而不很好地吸取经验和教训。要提高应对公共卫生危机事件的意识，改进应对体系，增强预警能力和应对能力。避免在评价中发生出于部门利益而轻视、忽视、回避、混淆评估的情况，要保证评估的结果真实和有效。

参考文献

[1] 陈锡文,邓楠.中国食品安全战略研究[M].北京:化学工业出版社,2004.
[2] 丁文喜.突发事件应对与公共危机管理[M].北京:光明日报出版社,2009.
[3] 杜巍.食品安全与疾病[M].北京:人民军医出版社,2007.
[4] 段小贝,陈少贤.公共卫生应急处置与案例评析[M].北京:人民卫生出版社,2010.
[5] 樊立华.卫生法学[M].北京:人民卫生出版社,2004.
[6] 范春.公共卫生学[M].厦门:厦门大学出版社,2009.
[7] 高阳,杨薇,王佳江,等.我国食品安全现状、问题及对策[J].中国食物与营养,2009,15(1):15-17.
[8] 韩俊.中国食品安全报告:2007[M].北京:社会科学文献出版社,2007.
[9] 侯瑜.我国食品安全现状、差距及建议[J].食品研究与开发,2008,29(1):149-153.
[10] 李煌元,吴思英,肖巍.公共卫生导论[M].郑州:郑州大学出版社,2011.
[11] 李立明.流行病学[M].5版.北京:人民卫生出版社,2003.
[12] 李青,曾繁典.制定我国国家药物政策的紧迫性及其建议[J].药物流行病学杂志,2003,12(6):281-285.
[13] 李晓松.医学统计学[M].2版.北京:高等教育出版社,2008.
[14] 刘翠英,赵强,石长青.卫生法学[M].沈阳:辽宁大学出版社,2009.
[15] 刘鑫,王岳,李大平.医事法学[M].北京:中国人民大学出版社,2009.
[16] 戚建刚.《突发事件应对法》对我国行政应急管理体制之创新[J].中国行政管理,2007(12):12-15.
[17] 上海大学《SARS与中国社会》课题组.SARS与中国社会[M].上海:上海大学出版社,2004.
[18] 邵明立.我国药物政策的有关问题[J].江苏药学与临床研究,2005,13(1):1-5.
[19] 万鹏飞,于秀明.北京市应急管理体制的现状与对策分析[J].公共管理评

论,2006(1):41-65.

[20] 王陇德.突发公共卫生事件应急管理:理论与实践[M].北京:人民卫生出版社,2008.

[21] 王万华.略论我国社会预警和应急管理法律体系的现状及其完善[J].行政法学研究,2009(2):3-9.

[22] 翁开源,蔡维生.卫生法学[M].北京:科学出版社,2008.

[23] 夏书章.行政管理学[M].4版.广州:中山大学出版社,2008.

[24] 薛澜,张强,钟开斌.危机管理:转型期中国面临的挑战[M].北京:清华大学出版社,2003.

[25] 于德志.我国卫生总费用变化趋势与深化医改政策建议[J].卫生经济研究,2009(8):5-8.

[26] 袁聚祥,王嵬.流行病学[M].北京:科学出版社,2009.

[27] 曾繁典.药物流行病学与药物警戒[J].药物流行病学杂志,2004,13(6):285-287.

[28] 詹思延.循证医学和循证保健[M].北京:北京医科大学出版社,2002.

[29] 张成福,唐钧,谢一帆.公共危机管理:理论与实务[M].北京:中国人民大学出版社,2009.

[30] 张晓涛,孙长学.我国食品安全监管体制:现状、问题与对策:基于食品安全监管主体角度的分析[J].经济体制改革,2008(1):45-48.

[31] 赵光红.护理研究[M].北京:人民卫生出版社,2003.

[32] 赵同刚.卫生法[M].3版.北京:人民卫生出版社,2008.